4

学びやすい リハビリテーション論
第2版

■編集代表　硯川眞旬　元熊本大学大学院教育学研究科教授

■編　　集　橋元　隆　九州栄養福祉大学リハビリテーション学部副学長・教授
　　　　　　大川裕行　星城大学リハビリテーション学部教授

■執筆者　　大川裕行　編者
　（五十音順）小川敬之　九州保健福祉大学保健科学部助教授
　　　　　　志井田太一　北九州市立総合療育センター訓練科主査
　　　　　　豊島宇茂　福岡和白リハビリテーション学院教務部長
　　　　　　橋元　隆　編者
　　　　　　溝田勝彦　西九州大学リハビリテーション学部教授
　　　　　　吉田隆幸　元介護老人保健施設やすらぎデイケアセンター長

金芳堂

序

　この『リハビリテーション論』は介護福祉士養成・教育のなかで，次のような点において重要な学科目として位置づけられています。このことを認識していただき，学習・研修を深めていただければと念願します。

　すなわち，一般に「リハビリテーション」は外傷や脳血管障害にかかわる医療や機能回復訓練として認識され，その本質については十分な理解が得られていないという印象を持ちます。そのため今回は，リハビリテーションを正確に理解してもらえるように編纂しました。

　リハビリテーションの理念は，あらゆる場面で，あらゆる行動の基本となるものです。対象者やスタッフ，介護者や被介護者といった区分は必要なく，すべての人々に，その人の立場にとってふさわしいものの考え方を示してくれます。介護者の立場からは，対象者を中心にものを考え，行動することの重要性を示しています。目的は対象者の主体性の獲得・回復です。これは保健・医療・福祉に身をおくものに限らず，教育をはじめ，あらゆる組織のすべての人々に共通する目的です。

　さて，ここでは総論として「リハビリテーションの理念・目的・範囲・対象」を順を追って理解したうえで，一般的な「障害の概念」「リハビリテーション医療の流れ」「リハビリテーションの組織」を学び，リハビリテーションの目標としての「ADLとQOL」を学習します。さらに，各論として脳血管障害，認知症，高齢者に関するリハビリテーションを「リハビリテーションの方法Ⅰ・Ⅱ・Ⅲ」で理解し，「施設におけるリハビリテーション」「地域におけるリハビリテーション」「福祉用具と住宅改修」を学習します。最後に皆さんのテーマである「介護福祉士の役割」を学習するという構成にしています。

　本書では，リハビリテーションに関する細かな技術的な事柄は十分ではありません。この点については，実践を通して他の教科書を参考に学習して下さい。その際に基本となるリハビリテーションの理解を目的に，このテキストを活用して下さい。

　周知のように，福祉マンパワーの問題は今日一層重要な課題となっており，その養成・教育のありかたが問われています。

　言わば，暖かい心と透徹した頭脳，熟達した技術，そしてこれらが総合された専門

性の発揮は，介護福祉の現場人の切なる願いであり，目標とするところです。私どもは，こうした資質を叶えうる学習・研修条件と養成・教育環境が早急に整備されなければならないことを痛感しているところです。

　そこで，このことについて，まずは全国の介護福祉士養成施設の先生方にお考えをお尋ねし，ご教示をいただくべく，アンケート調査を実施しました。その結果，全国の先生方が多角的な観点から，地道な教材研究と教育方法の工夫に大変ご熱心で，ほとんどの先生方が「学びやすく，教えやすいテキスト」の必要性について指摘されました。そこで，こうした「全国の声」を反映したテキストを作成することになりました次第です。

　本書が介護福祉士ほか，関係専門職の専門性の向上や国家試験の受験準備にいささかでもお役に立てば至上のよろこびであります。

　　1999年1月
　　2007年4月　改訂

硯　川　眞　旬

橋　元　　　隆

大　川　裕　行

目 次

1. リハビリテーションの理念 …………………1
2. リハビリテーションの目的 …………………4
3. リハビリテーションの範囲 …………………9
4. リハビリテーションの対象 …………………13
5. 障害の概念 …………………18
6. リハビリテーション医療の流れ …………………24
7. リハビリテーションの組織 …………………29
8. ADLとQOL …………………34
9. リハビリテーションの方法（各論Ⅰ） …………………39
10. リハビリテーションの方法（各論Ⅱ） …………………43
11. リハビリテーションの方法（各論Ⅲ） …………………48
12. 施設におけるリハビリテーション …………………52
13. 地域におけるリハビリテーション …………………59
14. 福祉用具と住宅改修 …………………66
15. 介護福祉士の役割 …………………71

索引 …………………75
編集・執筆者一覧

1 リハビリテーションの理念

事例 あるリハビリテーションの講習会で、講師がいきなり、「rehabilitationを日本語に訳したらどういえばいいのでしょうか」と受講生に質問しました。

受講生たちは「機能訓練、機能回復」「社会復帰」などと自信をもって答えました。しかし、講師はよい顔をしません。わが国では、あたかも脳卒中やけがでの、後遺症に対して実施される訓練のことをリハビリテーションと考えられていることに不満のようです。そしてリハビリテーションは第一に哲学であり、第二に目標であり、第三に方法であると説明を始め、高齢社会においては総合的なリハビリテーションが実施されなければならないことを強調しました。

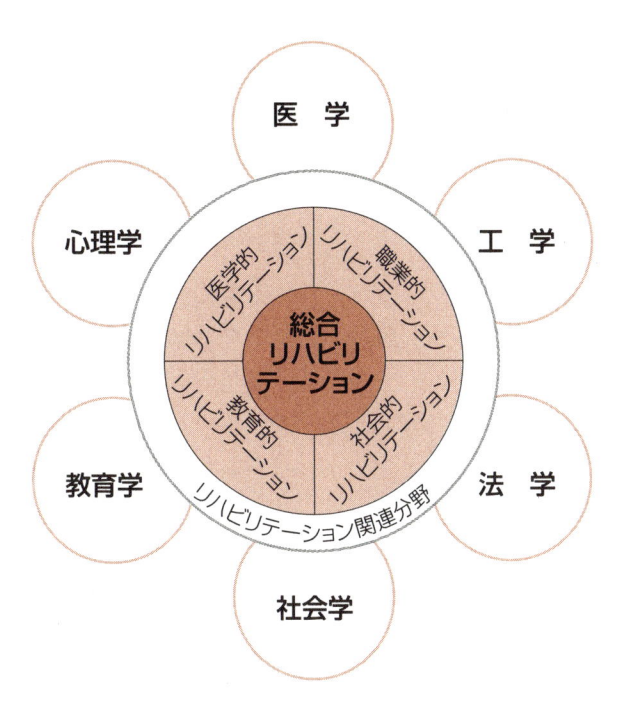

図1-1 リハビリテーション実施の諸側面と基礎となる専門領域との関係
（福祉士養成講座編集委員会[1]）

重要事項

❶ リハビリテーションの基盤となる理念は[A　　]であり，障害者が人間らしく生きる[B　　]です。これを踏まえ，日本語では[C　　]と訳されていますが，非常になじみの薄い言葉です。

❷ その目標とされる人間像は，従来はできる限り[A　　]の自立を第一として掲げていましたが，近代リハビリテーションにおいて，特に1970年代以降は[B　　]のある生活の獲得が重要な目標となってきました。

❸ リハビリテーションの方法として[A　　]・[B　　]・[C　　]・[D　　]の4つの領域があります。

❹ 高齢社会において[A　　]・[B　　]・[C　　]の連携が強調される今日，その領域や対象も拡大してきています。リハビリテーションは，こうしたことから機能訓練・機能回復など身体的な[D　　]的アプローチを意味するのではなく，個々人の生活そのものを再構築する[E　　]に対する総合的アプローチといえます。

解説

rehabilitationという英語はto make fit againとも表現され「再び適したものにする」「再び資格を得る」などに訳すことができます。定義として，1942年全米リハビリテーション審議会が「リハビリテーションとは，障害を受けたものを彼のなしうる最大の身体的，精神的，社会的，職業的，経済的な能力を有するまでに回復させること」と定めています。

また，1982年国際障害者年行動計画においてはリハビリテーションの概念として「障害を負ったものが，身体的，精神的または社会的に最も適した機能水準を達成できるようにし，これにより，各個人に対し自らの人生を変革する手段を提供することを目的とした，目標を設定しかつ時間を限定した過程を意味する」と定義しています。こうしたなかで，リハビリテーションの基盤となる理念は障害者，広くは社会的弱者が人間らしく生きていく人権の保障・人格の尊厳であり，権利の回復といえます。

わが国では「全人間的復権」と訳されていますが，一般的には英語がそのまま用いられ，リハビリテーションといえば医療面にかかわることが多いといえます。ちなみに韓国では「再活」といわれ，生活，福祉面での回復をも含んでいますが，中華人民共和国では「康复」，中華民国では「復健」と訳され，いずれも医療面が主体として用いられています。

リハビリテーションの目標とする人間像としては，従来はできる限り日常生活での自立を目指すことを理想としていましたが，1960年代に

答 ❶A.人権の保障　B.権利の回復　C.全人間的復権　❷A.日常生活　B.主体性　❸A・B・C・D.医学的・社会的・職業的・教育的　❹A・B・C.保健・医療・福祉　D.機能改善　E.生活再建

北欧より起こったノーマライゼーション（normalization）の思想や米国のIL運動（自立生活運動：independent living運動）などと相まって，社会に適応し，社会参加を目指す主体性，あるいは自立性といった人間本来の生き方を求めるようになりました。このため，職業復帰や単なる経済的自立の獲得が目標ではなくなってきました。

リハビリテーションの実施にあたっては，医学的・社会的・職業的・教育的側面において，さまざまな専門領域が有機的に連携し，総合的なアプローチが不可欠となります（図1-1）。しかし，わが国における行政はいわゆる縦割りであり，それ自体が大きな障壁となっている場合も少なくありません。特に高齢社会を迎えた今日，保健・医療・福祉の連携が強調されるなかで，リハビリテーションの果たす役割は大きく，リハビリテーションは単に機能訓練や機能回復など身体的な機能改善的アプローチを意味するのではなく，個々人の生活そのものを再構築する生活再建に対する総合的アプローチといえます。

■ 文献

1）福祉士養成講座編集委員会編：新版　介護福祉士養成講座 4　リハビリテーション論（4版），中央法規，2006.
2）橋元　隆，他編：日常生活活動（ADL），神陵文庫，1996.
3）橋元　隆，他編：生活環境論，神陵文庫，2006.
4）中村隆一監：入門　リハビリテーション医学，医歯薬出版，1996.
5）高橋美智，他：系統看護学講座 3　リハビリテーション看護，医学書院，1996.

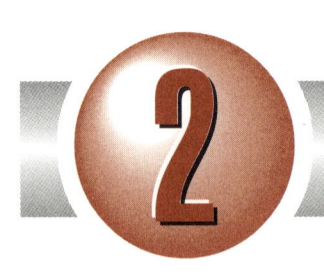

2 リハビリテーションの目的

事 例

　今年40歳のAさんは，学生時代に交通事故で脊髄損傷となり，車いすで生活をしています。受傷してからの入院生活は苦しかったと今でも話されます。青春時代の彼にとって，若い看護師さんに排泄の世話になるのが一番辛かったそうです。両足がまひして，今後車いすで生活しなければならないと主治医に告げられたときには，自殺を考えたそうです。

　落ち込み，苦しい入院生活を続けているある日，窓の外から聞こえてきた歓声に誘われ外をのぞいてみたそうです。それまでの彼は窓の外を見ることもなく過ごしていたということでした。外を眺めると，自分と同じように車いすに乗った患者さんが，リハビリテーション・スタッフとテニスを楽しんでいたそうです。もともとテニス部に所属していたAさんには，信じられない光景であるとともに，希望の光を感じたそうです。

　「いつかはまた自分もコートに立とう」と，それまでマイナス志向の気持ちが吹っ切れたと述懐されています。

　病院を退院したAさんは，車いすで大学へ戻り，卒業し，現在ではリハビリテーション工学関係の職場で，車いすや自助具の開発に取り組んでいます。プライベートでは，車いすテニスを競技レベルで続け，試合のために海外へも出かけるそうです。

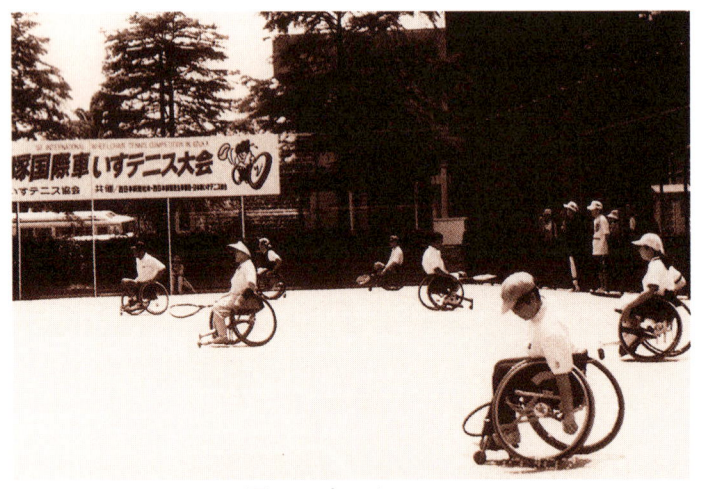

図2-1　車いすテニス
競技レベルでの車いすスポーツも盛んになっている。

重要事項

❶ リハビリテーションの目的は[A　]的復権であり，[B　]性の回復です。

❷ リハビリテーション事業が本格化するきっかけは，戦傷者の出現であり，当時の最大の目的は[A　]復帰させることでした。現在でも，[A]復帰はリハビリテーションの目標のひとつです。

❸ その後，[A　]の思想（IL運動）や[B　]の原理が，「補助的手段を自ら調整する力」こそ社会的自立であることを主張し，障害を個性ととらえる必要性や，ともに生きる権利の存在を明らかにし，機能回復一辺倒であった考え方に大きな影響を与えました。

❹ 障害者が生活のあらゆる場面で能力を発揮し，積極的に[　]参加できるように援助することがリハビリテーションです。

❺ リハビリテーションの語源は，「[A　]の回復」ですから，現在でも基本理念を尊重しつつ，「[A]の回復」のためにさまざまな取り組みが行われています。

❻ リハビリテーションは，個人の[A　]を最大限に発揮することを目標に，当事者の選択肢を増やすため，活動制限の軽減をはかるとともに，機器の開発や環境の整備などを行い，その選択においては個人の[B　]権を尊重します。

解説

❶ リハビリテーションの目的は，全人間的な立場から個人の尊厳，権利や資格を本来あるべき姿に回復することです。そして個人が主体的に生きていくことを総合的に支援することです。

リハビリテーションは諸技術の総合的アプローチを方法としますが，その理念は障害者の全人間的復権を通じた主体性の回復です。

❷ 歴史的に，1920年当時は戦傷者をはじめとする中途障害者に対して，職業復帰させることが最大の目的でした。その後，対象を戦傷者を中心としたものから，戦争以外の原因による障害者に拡大しましたが，基本的には職業リハビリテーションが主流でした。

❸ 経済的自立，職業復帰，機能回復およびADL（日常生活活動：activities of daily living）の自立は，リハビリテーションの目標ですが，それだけですと，それらを達成することの困難な重度障害者を，リハビリテーション理念の外に追いやってしまう矛盾を含んでいます。

答 ❶A.全人間　B.主体　❷A.職業　❸A.自立生活　B.ノーマライゼーション　❹社会　❺A.（生活）能力　❻A.可能性　B.自己決定

ノーマライゼーションの原理ならびに自立生活の思想（IL運動：independent living運動）は，リハビリテーションの現代的あり方に新風を吹き込み，生活者としての主体性や自立性の回復を重視することとなりました。

❹ 1970年に制定された障害者基本法では「すべて障害者は，社会を構成する一員として社会，経済，文化その他のあらゆる分野の活動に参加する機会を与えられる（第3条2項）」と規定されています。また，1981年の国際障害者年のスローガン「完全参加と平等」はリハビリテーションでのキーワードのひとつです。

❺❻ リハビリテーションは語源的には，再び適した状態にするという意味です。すなわち，一市民として生活するうえで再び適した状態ということです。

内容としては，健康で文化的な生活（身体的，精神的，社会的）のための「能力」，豊かな生活（職業的，経済的）のための「能力」の再獲得を意味します。転じて，「生活能力」の回復を意味し，それらに対応するための総合的なアプローチが必要です。

また，障害者の潜在能力は千差万別ですから，各人の可能性を最大限に発揮できるよう個別ニーズに的確に対処することが肝要です。

図2-2のように，リハビリテーションは，全人間的復権，主体性の回復などを目的に行われます。リハビリテーションは総合的・複合的働きかけです。したがってノーマライゼーションの実践のために，対象者に応じてさまざまな視点から考える必要があります。

各個人の目的達成のためには段階を追って，具体的な目標を設定しながらリハビリテーションが行われます。この個別具体的な目標をゴールと呼びます。たとえば，障害発生から入院中には，まずは身体的にも精神的にも100％の機能回復を目標に，医療機関を中心に治療活動が実施されます。並行して，対象者のADLの自立を目標とした治療活動が展開されます。具体的には，基本的な動作として，食事・排泄・整容・更衣・入浴・移動能力の回復・再獲得を目標に設定します。しかし，ADLの自立のみでは社会生活は営めませんので，応用動作として，炊事・洗濯・掃除などに代表される家事動作の確立，職場復帰に向けて職業前評価，職業能力の回復・獲得なども目標となります。

こうした一連の治療活動では，自助具や補装具を用いて対象者の失われた機能を代償したり，低下した機能を強化することも行われます。

入院中を含め，退院へ向けて，さらに退院後の生活環境の調整にソーシャルワーカーが機能します。治療の経過を追いながら機能的な予後を予測して，リハビリテーションの目標は，医療機関のなかから実際の生活の場を中心に検討されます。対象者本人の希望や回復の程度，障害の程度や家族・家屋の状況などから，退院後の生活の場を考えた働きかけが必要となります。

具体的には，現職への復帰，職業や職種を変更した職場復帰，自宅への復帰，中間施設を利用して自宅へ復帰，施設に生活の場を求めるなどが目標としてあげられます。その目標に向かって，住環境

の整備や生活支援体制の調整などが行われます。主として，対象者個人を中心に治療活動が行われる急性期に，退院に向けた準備として，対象者と環境など社会的条件の調整が加えられていきます。退院後は，それぞれの生活の場で，身体的・精神的な機能の維持をはかり，個人の持つ最大限の能力が発揮されるように，対象者個人を中心に家族や環境に対して働きかけが続けられます。

リハビリテーションの目的はいいかえると，可能な限り対象者の選択肢を広げ，対象者個人の自己決定権に基づき，QOL（生活の質・人生の質：quality of life）の向上をはかることです。その目的を達成するために，さまざまな段階で，さまざまな目標を設定し，修正しながら対象者とその家族の生活を支援していきます。

注意しておかなければならないことは，現在の医療技術でも中枢神経障害は回復しませんし，加齢とともに起こる高齢者の生理的な身体的・精神的機能の低下を阻止することはできないということです。また，重度障害者に対してもADLの自立や機能の回復・向上ばかりに固執していては，本来のリハビリテーションの目的を見失うことになりかねません．対象者に残された機能を活用したなかでQOLを高めていくという援助姿勢が必要になります。

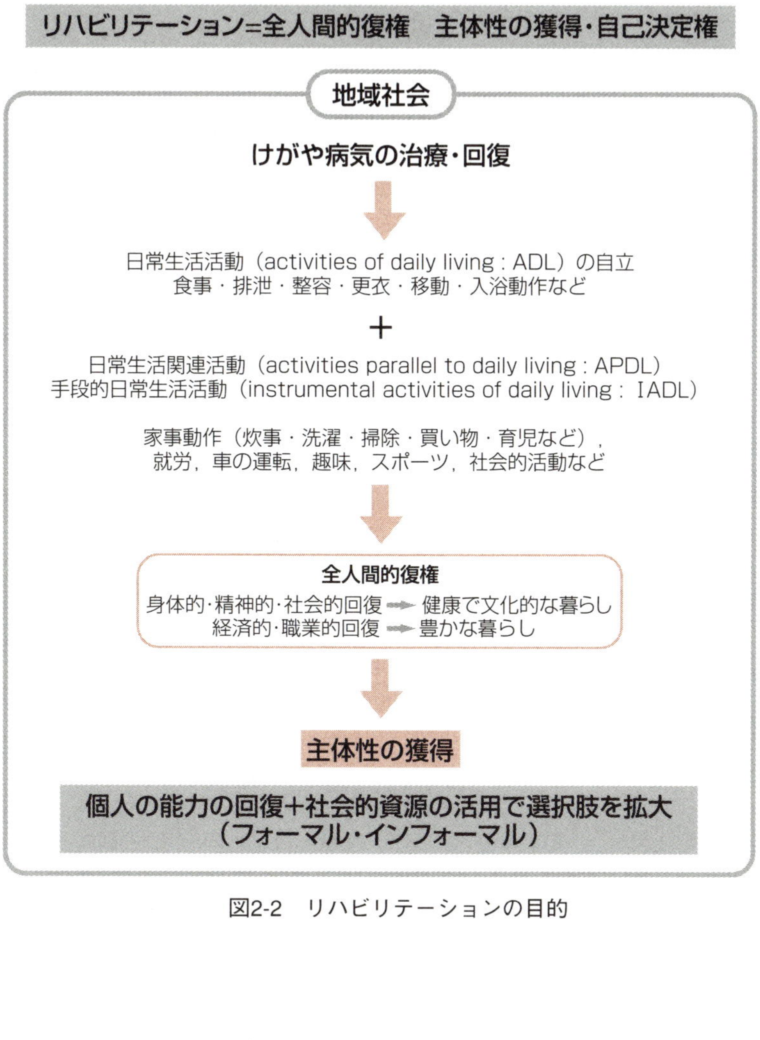

図2-2　リハビリテーションの目的

■ 文献

1) 砂原茂一編：リハビリテーション医学全書1　リハビリテーション概論, 医歯薬出版, 2001.
2) 福祉士養成講座編集委員会編：改訂介護福祉士養成講座4　リハビリテーション論, 中央法規, 13, 1991.
3) 広井良典：医療保険改革の構想, 日本経済新聞社, 1997.
4) 米本恭三, 他編：Clinical Rehabilitation 別冊　リハビリテーションにおける評価Ver 2, 医歯薬出版, 2004.
5) 福祉士養成講座編集委員会編：改訂介護福祉士養成講座10　医学一般, 中央法規, 1991.
6) 障害者福祉研究会編：ICF国際生活機能分類　－国際障害分類改訂版－, 中央法規, 2003.
7) 米本恭三監：最新リハビリテーション医学（2版）, 医歯薬出版, 2006.

3 リハビリテーションの範囲

事例　Sさんは27歳，職業は弁護士です。友達3人と合同で法律事務所を開いていますが，Sさんの所へ相談に来る人はなぜか障害をもった人が多いようです。それもそのはず，実はSさんは脳性まひで，車いすで日常生活を送っているのです。手足の運動機能には障害がありますが，コミュニケーションには障害がないので，自助具を使ってパソコンを操作し，弁護士の仕事を続けることができています。

では一体Sさんはどのようにして障害を克服し，現在に至ったのでしょうか。Sさんのお母さんに聞いてみました。

「35歳を過ぎて，初めての出産だったので心配はしていたのですが，仮死分娩で，お医者さんから障害が出てくるだろうと聞かされたときには，目の前が真っ暗になりました。いつまで生きられるのだろうか，どんな障害が出てくるのだろうか，学校へは行けるのだろうか，私たち親が死んだ後はどうやって生きていくのだろうか，など毎日が不安の連続でした。しかし子どもがリハビリテーションを受けるようになり，それまでは身体の動きをよくすることだけがリハビリテーションだと思っていたのですが，リハビリテーションにもいろいろな側面があることを初めて知ったのです。それから，それらを積極的に利用し，いろんな人たちと助け合ってここまでくることができました……」

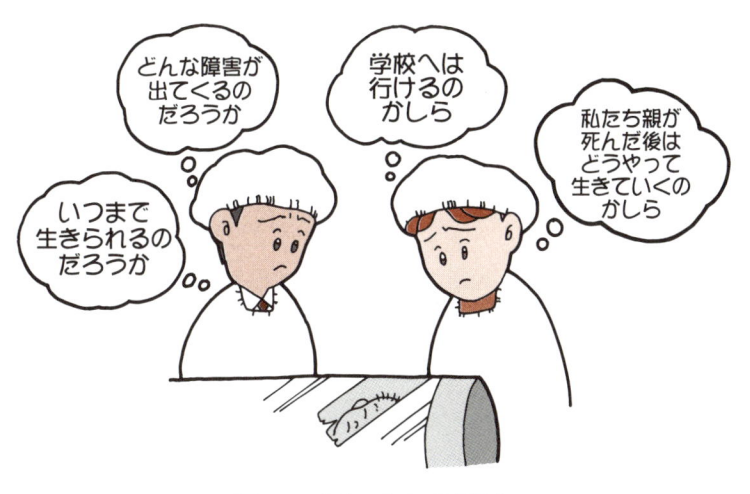

図3-1　多岐にわたる問題点

重要事項

❶ リハビリテーションには4つの側面があり，[A　]的リハビリテーション・教育的リハビリテーション・[B　]的リハビリテーション・社会的リハビリテーションと呼ばれています。障害が発生した場合に，最初に必要となり，医学的側面から心身機能の向上と維持を目的とするのが[A]的リハビリテーションです。

❷ 医学的リハビリテーションにかかわる職種には，医師や看護職のほか，[A　]，作業療法士，[B　]，義肢装具士などがあります。

❸ 心身に障害のある児童に対して，知的教育だけでなく，人間全体の総合教育を行うのが教育的リハビリテーションです。日本での教育的リハビリテーションは[A　]学校や小中学校の[B　]学級でなされています。

❹ 障害のために職を失った人が再び職を得たり，障害をもった人が初めて[　]のを援助するのが職業的リハビリテーションです。

❺ 職業的リハビリテーションの関係機関には，厚生労働省の公共職業安定所や[　]センター，身体障害者および知的障害者更生相談所などがあります。

❻ 障害のある人が社会に戻って生きていけるように，[　]的，社会的条件の調整を援助するのが社会的リハビリテーションです。

❼ 社会的リハビリテーションを担う主要な専門職は[　]です。

解説

　事例のように，リハビリテーションの対象となる障害者の問題は複雑で，いろいろな方面にわたり，しかも重複して存在するので，いろいろな側面からのアプローチが必要となります。しかし，各側面からのアプローチがバラバラに行われていたのでは障害者の利益にはなりません。それぞれが協力し合い，うまくからみ合っていくことが大切です。

❶　一般にリハビリテーションというと機能回復の訓練と考えられていますが，決してそうではありません（図3-2）。人間であることの権利・尊厳が何らかの理由で否定され（事例では手足の不自由），人間性を奪われたものが，ひとりの人間としての権利を獲得・回復することがリハビリテーションです。理学療法・作業療法などは，医学的リハビリテーションのなかの手段です。

　医学的リハビリテーションは，運動機能の

答　❶A.医学　B.職業　❷A・B.理学療法士・言語聴覚士　❸A.養護　B.特殊　❹職に就く　❺障害者職業　❻経済　❼ソーシャルワーカー（社会福祉士）

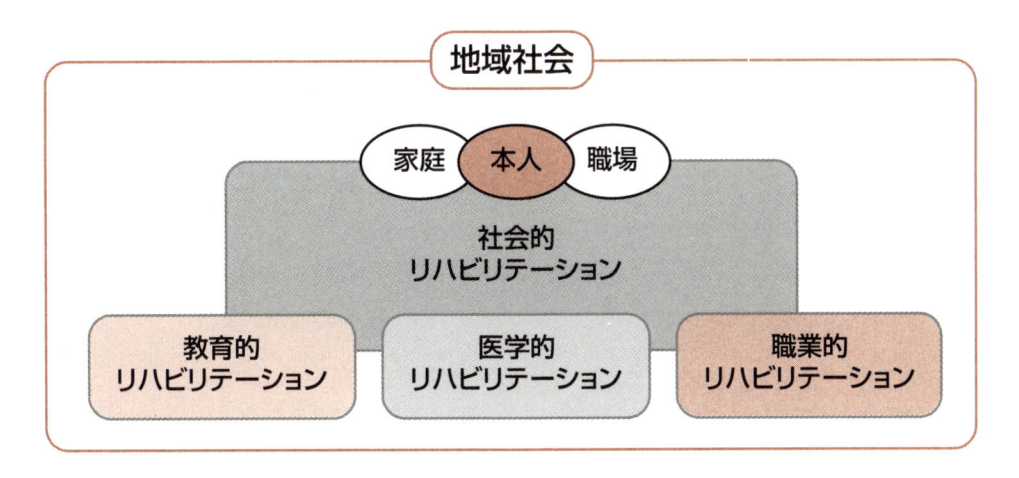

図3-2　リハビリテーションの範囲

障害のほか，精神障害，呼吸器疾患，がん，心臓病などの生活習慣病や内部障害，視覚障害，聴覚障害など，あらゆる障害の医学分野に関係しています。そのなかで，主として運動機能障害のリハビリテーションを専門とする医学をリハビリテーション医学と呼んでいます。つまりリハビリテーション医学は，医学的リハビリテーションのなかに含まれることになります。

❷　医学的リハビリテーションは，関係する多くの職種によりチームを組んで実施されます。たとえば，医師・看護師・理学療法士・作業療法士・言語聴覚士・義肢装具士などです。対象者に応じて，このほかにも多くのスタッフ（リハビリテーション・エンジニアなど）が活躍しています。

❸　小児に対しては，多くの場合，教育的リハビリテーションが必要となります。その内容は知的教育にとどまらず，機能訓練（養護・訓練）や職業指導なども含まれます。教育的リハビリテーションは，養護教員が主となり，養護学校，特殊学級，訪問学級などにおいて，義務教育などが行われています（学校教育法では特殊教育といいます）。最近では障害のある学生の大学進学も増えています。

❹　職業に就くことは，単に収入を得るというだけではなく，職業を通して社会に参加するという大きな意義があります。そして毎日の生活に，活気や満足感をもたらします。職業的リハビリテーションの内容は，職業能力の評価，職業相談，職業指導，職業訓練，職業斡旋，保護雇用，追跡指導などがあります。

❺　公共職業安定所（ハローワーク）では就職促進指導官，障害者職業センターでは職業カウンセラー，更生相談所では心理判定員，職能判定員などが実質的に職業的リハビリテーションにかかわっています。

❻　社会的リハビリテーションは，医学的，教育的，職業的リハビリテーションのすべての過程が円滑に進むように経済的，社会的条件を調整するためのものです（総合リハビリテーション，トータル・リハビリテーション）。

具体的には，障害者の社会生活を援助するプログラムや制度の確立，環境の調整，施設

の整備，障害者に対する地域の支援の促進などです。

❼ 社会的リハビリテーションでは，障害者自身（とその家族）が主役であり，最も重要なかぎを握っています。それを援助する諸サービスがうまく機能するように，各種の専門職との調整を行うことは，ソーシャルワーカー（社会福祉士）の業務のひとつです（精神障害の分野では精神保健福祉士がその業務を担当しています）。

■ **文献**

1) 砂原茂一：リハビリテーション（岩波新書），岩波書店，1980.
2) 中村隆一：入門リハビリテーション医学（2版），医歯薬出版，1998.
3) 上田　敏：リハビリテーション，講談社，1996.
4) 山本和儀編：リハビリテーション介護福祉論，医歯薬出版，1996.
5) 上田　敏：目で見るリハビリテーション医学（2版），東京大学出版会，1994.

4 リハビリテーションの対象

事例 ▶ある朝の光景

　外来患者のAさん（74歳）が娘さんに車いすを押されて理学療法室に入ってきました。Aさんはパーキンソン病で表情も少なく，小声でささやくようにしか話せません。自分から動くことはほとんどないので，体は固くなり，最近手足のふるえも目立つようになっています。

　マットの上では，脳性まひのBちゃん（1歳）が理学療法士に支えられ，おすわりの練習をしています。Bちゃんは仮死状態で生まれました。6カ月健診で発達の遅れが認められ，その後通院しています。しかし，お誕生日を迎えた現在でも上手に座ることができていません。

　その横では，Cさん（42歳）が床から車いすに乗り移る練習をしています。Cさんは脊髄損傷（対まひ）で下半身がまひしています。床から車いすに乗り移るためには，お尻を腕の力だけで持ち上げなければならず，汗びっしょりで大変そうです。

　平行棒では，先月脳卒中で倒れたDさん（62歳）が，長下肢装具をつけて立位保持の練習をしています。右片まひで失語症を合併しているDさんは，言葉を話すことも，理解することも障害されています。そのためスタッフは，ジェスチャーで意思疎通をはかろうとしています。

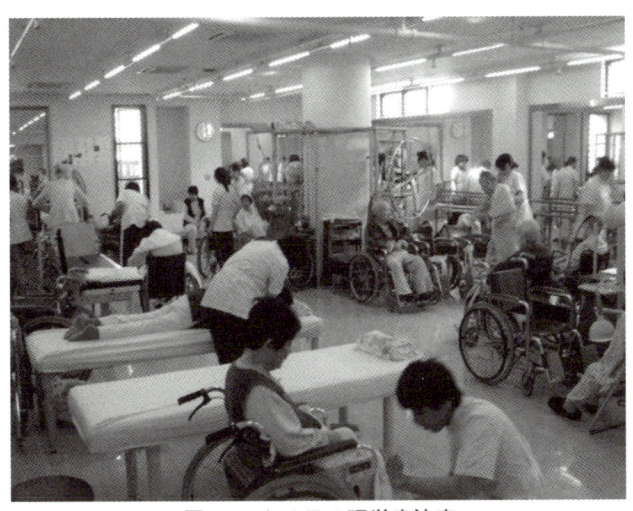

図4-1　ある日の理学療法室

理学療法室の隅では，Eさん（68歳）の退院に備え，午後からEさんの自宅を訪問する予定のスタッフが住所の確認をしています。Eさんも脳卒中で倒れ，リハビリテーションを受けて，短下肢装具と杖を使って歩けるようになりました。しかし，自宅のお風呂やトイレに手すりを取りつける必要があります。そのため，退院前にEさんの自宅を訪問し，実際に確認をする予定です。

　治療用ベッドの上にはFさん（56歳）が横になり，理学療法士に腕を支持され，肩の関節運動をしています。Fさんは2週間前に乳がんの手術を受けた患者さんです。

重要事項

❶歴史的にリハビリテーションは，戦争を契機に展開・発展しました。当時は，[A　]の[B　]復帰が大きな課題でした。

❷障害の種類も，脊髄損傷や切断など，[A　]的ないし[B　]的領域が主体でした。

❸その後，社会の近代化に伴い，工業化が進むなかで[　]災害による障害者が増加しました。また，工業化の進展は公害問題を引き起こし，多くの障害者をつくる結果となりました。

❹一方，生活環境や食生活の欧米化の影響で[A　]，[B　]，[C　]に代表される，いわゆる生活習慣病の発生が増加し，リハビリテーションの対象の多くを占めるようになりました。

❺また，昭和30年代，ワクチンが開発され普及する以前は，小児疾患の代表的なまひ性疾患として[　]もリハビリテーションの対象でした。

❻新生児医療の発達・進展により，仮死分娩や新生児黄疸などがそのリスク因子となる[　]も，リハビリテーションの対象として大きな部分を占めています。

❼現在わが国では世界に例をみない急速な[　]が進行しており，多くの人々がリハビリテーション・サービスを必要としています。

❽[　]の進歩は，新生児生存率を高め，世界に類をみない長寿国を創設しましたが，一方で多くの障害者を発生させ，現在ではリハビリテーションの対象は全国民であるといっても過言ではありません。

答　❶A.戦傷者　B.職業　❷A・B.外科・整形外科　❸産業（労働）　❹A・B・C.がん・脳卒中・心疾患（心臓病）　❺ポリオ（小児まひ）　❻脳性まひ　❼高齢化　❽医学（医療）

解説

リハビリテーションの対象は、すべての人々のすべての障害です。対象となる人々は、神経・骨・筋肉を中心とした障害者のみではなく、精神障害者、さらに呼吸機能障害者、循環機能障害者、腎機能障害者などの内臓機能障害者もリハビリテーションの対象となります。

障害のある人々を対象とする以上、疾患の種類や障害の程度は問題になりません。おむつを当てられた人や認知症のある人にも適切なリハビリテーションが必要です。

❶ 近代リハビリテーションの基礎がつくられた背景には、個人の努力だけでなく、社会的な働きかけが必要であるという認識がありました。

❷ 必然的に、外科的あるいは整形外科的領域の障害が中心となっていました。

❸ 戦後、わが国でも急速な工業化が進み、炭鉱の落盤事故などに代表される産業災害・労働災害が注目されるようになりました。また、水俣病やイタイイタイ病に代表される公害病が発生し、新たなリハビリテーション対象者を生み出す結果となりました。

❹ がん（悪性新生物・悪性腫瘍）、心臓病、脳卒中を3大生活習慣病といいます。脳卒中運動機能障害や合併症は、リハビリテーションの対象としてよく知られています。がんにより衰弱していく患者さんの機能の維持、あるいは心筋梗塞や狭心症などの患者さんにもリハビリテーション・サービスは有効です。疾病構造の変化のなかで、リハビリテーションの対象は外科的（整形外科的）領域から内科的領域へ拡大され、現在に至っています。

❺ 小児の分野では、昭和30年代にポリオワクチンが開発され普及する以前は、ポリオ（小児まひ）が流行を繰り返していました。ポリオウイルスが脳・脊髄へ感染すると重篤な運動まひが起こり、リハビリテーションの対象となっていました。

❻ 新生児医療の発展は、新生児および乳児死亡率の低下という多大な貢献をもたらしましたが、一方で、低出生体重児に発症する脳性まひなどが注目されるようになっています。仮死分娩や新生児黄疸などをリスク因子とし、姿勢や運動機能の障害を有する脳性まひは小児から成人に及ぶまでリハビリテーションの対象となっています。

❼ 現在わが国は、世界でも例をみないほどの急速な高齢化社会を迎えています。生理的に機能の低下する高齢者は、特に治療を必要としない人でも日常生活に支障をきたすことが多くなります。リハビリテーションはこれらの人々も対象とします。認知症症状を呈する人々をはじめ、すべての高齢者の主体的な生活にリハビリテーション・サービスは重要な働きをします。

❽ 以上のように、リハビリテーションの対象はすべての人のすべての障害であるということができます。

わが国の公衆衛生を含めた医学の進歩は世界に類をみない長寿国を築きました。かつては死に至るほどの重篤な疾病から、人々の生命を救うことができるようになりました。しかし病気や障害を完全に取り除くことはできず、病気や障害と共存せざるを得なくなった人々を生み出す結果となっています。そのような人々を含め、すべての国民の主体的な生活の実現のために、リハビリテーションは欠かせないのです。

リハビリテーションの対象を障害別に整理し，皆さんが接するうえでの留意点をまとめてみましょう。

1. **視覚障害**：失明の原因としては，眼疾患（白内障，緑内障，網膜色素変性症，網膜剝離，網脈絡膜萎縮），全身疾患（糖尿病，ベーチェット病）や脳疾患（後頭葉障害）などで起こります。視覚障害者に対しては，まず声をかけ，本人の求めに応じて手を引いて誘導します。その際には介助する者は，半歩前に位置するよう心がけます。

2. **聴覚障害**：難聴の原因としては，伝音性難聴（外耳道・鼓膜・耳小骨＝伝音器の障害），感音性難聴（内耳から大脳皮質＝感覚器の障害）などがあげられます。一般に伝音性難聴には補聴器が有効で，感音性難聴は高齢者に多く認められます。また，高齢者（感音性難聴）は高音域レベルが聞き取りにくいことを理解しておきましょう。

3. **肢体不自由**：一般的には，片まひや四肢まひなど運動障害が顕著ですが，同時に知覚の障害や排泄の障害などを合わせもつこともあり，接する際には表面的なことだけにとらわれず，注意深い対応が必要です。介助する際には，介助する部位，方向，量に注意することが重要です。

4. **内部障害**：心疾患や腎疾患，呼吸器疾患が代表的です。心疾患の人でペースメーカーを使用している人には電磁波による影響に注意する必要があります。腎疾患の患者さんには注意深い食事の管理が必要です。呼吸器に障害のある人は臥床するよりも座っているほうが楽なことが多く，生活するうえでの姿勢にも注意が必要です。

5. **高齢障害者**：高齢者は生理的に身体の各種機能が低下しています。治療の対象とならなくても，さまざまな生活上の障害が現れます。加齢に伴う身体的機能低下を理解することが必要です。また，認知症症状のある高齢者は記憶や見当識，判断力が障害されることが多く，ときに，徘徊や不潔行為などの問題行動も認められます。傾聴，共感，受容などを基本に，説得よりも納得していただくよう心がける必要があります。高齢者に対する筋力増強訓練の有効性，転倒予防に対する運動療法の有効性が実証され，特に障害がなくても日頃から積極的に運動へ参加していただくことが重要です。

6. **精神障害**：わが国の精神保健および精神障害者の福祉に関する法律では，精神病者（中毒性精神病を含む），知的障害者および精神病質者をいいます。統合失調症や躁うつ病は，内因性精神病に含まれます。そのほか，脳炎や脳卒中，頭部外傷の後遺症，脳腫瘍の合併症，アルツハイマー病などの認知症を含む脳変性疾患，先天性奇形などが含まれる器質性精神病，代謝性疾患や内分泌疾患の合併症としての症状精神病，てんかん，アルコールや薬物への依存および中毒などです。

7. **知的障害**：発達過程に起こる社会適応行動の障害を伴う状態で，全般的な知的機能は平均以下です。知的障害の原因はさまざまで，原因不明の単純性知的障害が大部分を占めますが，ダウン

症のような染色体異常がある場合や胎生期脳障害，分娩障害，出生後の脳障害のように遺伝性のないもの，フェニルケトン尿症などの先天性代謝異常による遺伝性疾患でも起こります。

以上，障害別にまとめて概説を加えましたが，医療スタッフと適宜連絡を取りながら，リハビリテーション・チームの一メンバーとして対象者に働きかけることが最も重要なことです。

■ 文献・HP
1) 砂原茂一編：リハビリテーション医学全書1　リハビリテーション概論，医歯薬出版，2001.
2) 福祉士養成講座編集委員会編：改訂介護福祉士養成講座4　リハビリテーション論，中央法規，1991.
3) 福祉士養成講座編集委員会編：改訂介護福祉士養成講座10　医学一般，中央法規，1991.
4) 米本恭三監：最新 リハビリテーション医学（2版），医歯薬出版，2006.
5) 戸苅　創，他：新生児の虚血性脳障害予防に関する研究
http://www.niph.go.jp/wadai/mhlw/1998/h1010005.pdf.

5 障害の概念

事例1　45歳のAさんは，仕事中に突然激しい頭痛にみまわれ，救急車でS病院へ搬送されました。検査の結果，脳出血の診断で直ちに開頭血腫除去術を受け，リハビリテーションを目的にT病院へ転院しました。T病院での診察の結果，右片まひと失語症が指摘され，起立・歩行障害，利き手交換，コミュニケーション手段の確立を目標に，理学療法，作業療法，言語療法の治療・訓練を受けました。

　治療・訓練の結果，短下肢装具とT字杖（つえ）で歩行が可能となり，入浴を除いて左手で身のまわりのことがひとりでできるようになって，退院して自宅にいます。失語症に関しては，自発言語は少ないものの言語理解は良好で，現在，職場に復帰することを目標に外来通院でリハビリテーションを継続しています。

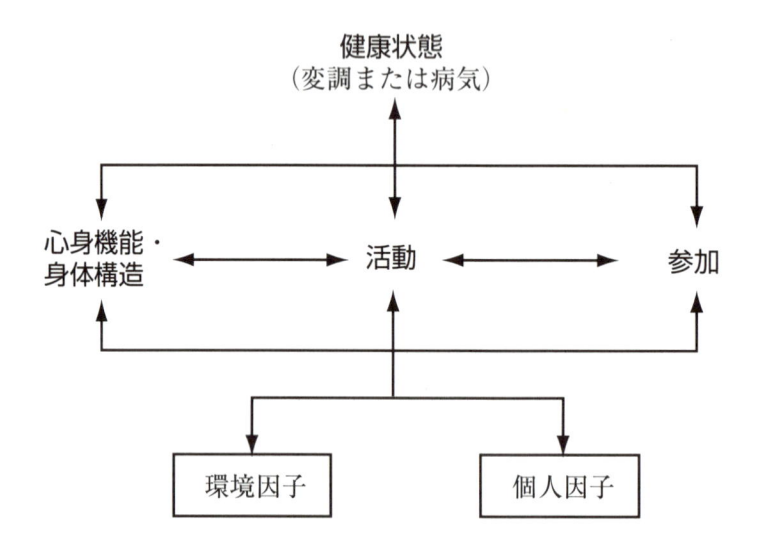

図5-1　ICFの構成要素間の相互作用（障害者福祉研究会[6]）

重要事項

❶ WHOは1980年に「国際障害分類試案ICIDH」を公表しました。そのなかで，人の障害について[A　　]障害，[B　　]障害，[C　　]という3つのレベルで状況をとらえることの意義を明らかにしました。

❷ 片まひなどの[　　　]障害は，人間の生理・解剖学的な器官レベルの損傷の状態を表します。

❸ コミュニケーション障害などの[A　　]障害は，[B　　]障害の結果として生じた活動能力レベルの低下状態です。

❹ 失業などが含まれる[A　　]は，[B　　]障害および[C　　]障害に起因する状態であり，社会環境との関係から起こる諸問題です。そのため，社会環境との調整が重視されます。

解説

❶ WHO（世界保健機関：World Health Organization）は，1980年に試案として発行した国際障害分類（The International Classification of Impairments, disabilities, and handicaps，以下ICIDHという）において，機能・形態障害（impairment），能力障害（disability），社会的不利（handicap）の3つの視点で障害を分類しました。

❷ 機能・形態障害（臓器レベルの障害）は，生理的，解剖学的構造および機能の喪失ないしは異常を意味します。つまり，生物学的視点でみた器官の個々の機能の問題を障害としてとらえる見方です。

❸ 能力障害（個人レベルの障害）は，人にとって正常と考えられるような，またはその範囲の活動が制約されたり，全くできなかったりする状態を意味します。つまり，「何かができない」という視点でとらえる障害の見方です。

❹ 社会的不利（社会レベルの障害）は，機能・形態障害や能力障害が存在する場合に，その個人の性や年齢，社会文化的条件に相当した役割が十分に果たせないために生じる不利益を意味します。つまり，個人と社会環境との関係で生じる問題を障害としてとらえる見方です。

答 ❶A.機能・形態　B.能力　C.社会的不利　❷機能・形態　❸A.能力　B.機能・形態　❹A.社会的不利　B.機能・形態　C.能力

重要事項

❺この事例の場合の脳卒中による片まひは，[A　　]障害ととらえられ，起立・歩行障害を[B　　]障害と表します．もとの職場に復帰できない状態を[C　　]ととらえます．

2001年5月に「国際生活機能分類ICF」が，ICIDHの改訂版としてWHO総会で採択されました．

❻それまで使われていた[A　　]障害は，構造的な障害を含めて[B　　]，[C　　]障害は[D　　]制限，[E　　]は[F　　]制約と表現するようになりました．

❼ICFの目的は，[A　　]状況と[B　　]状況を記述するための統一的で，標準的な言語と概念的枠組みを提供することです．

解説

❺ 脳卒中による片まひは生理的，解剖学的構造，機能の喪失，ないしは異常ですので機能・形態障害，起立・歩行障害は立つこと，歩くことができないという能力障害，職場に復帰できないということは社会的役割が果たせないということですので，社会的不利ととらえられます．

試案であったICIDHに対しては，さまざまな批判もありました．たとえば，ICIDHは「個人の否定的な面だけをとらえる見方（能力障害；disability）である」「個人の能力や環境因子などが無視されている」などです．

その後，WHOによる改訂作業が行われ2001年5月22日の第54回世界保健会議（WHO総会）で承認された国際生活機能分類（International Classification of Functioning, Disability and Health，以下ICFという）が国際的に用いられるようになりました．

ICFの大きな特徴は，その評価に「環境因子」という観点を加えた点です．それまでのICIDHは，身体機能による生活機能の障害を分類するという考え方が中心でした．しかし，同じレベルの機能障害でもバリアフリーの整備などが進んだ環境で生活していれば，そうした整備が遅れている環境で生活することと比べて活動や参加のレベルは向上します．もう一つの特徴は，分類の視野を拡大して，マイナス面だけでなくプラス面をも記述できるようにしたことです．つまり「機能・形態障害」「能力障害」「社会的不利」といった否定的な表現のみを用いるのではなく，「心身機能・身体構造」「活動と参加」という言葉に置き換えることで，素直に状態を表そうとしている点です．その状態のなかには従来通り，否定的な面と肯定的な面があります．肯定的な表現としては，単に「生活機能」とし

答 ❺A.機能・形態　B.能力　C.社会的不利
❻A.機能・形態　B.機能障害　C.能力　D.活動　E.社会的不利　F.参加　❼A.健康　B.健康関連

表5-1　ICFの概観

構成要素	第1部：生活機能と障害		第2部：背景因子	
	心身機能・身体構造	活動・参加	環境因子	個人因子
領域	心身機能・身体構造	生活・人生領域（課題，行為）	生活機能と障害への外的影響	生活機能と障害への内的影響
構成概念	心身機能の変化（生理的）身体構造の変化（解剖学的）	能力　標準的環境における課題の遂行　実行状況　現在の環境における課題の遂行	物的環境や社会的環境，人々の社会的な態度による環境の特徴がもつ促進的あるいは阻害的な影響力	個人的な特徴の影響力
肯定的側面	機能的・構造的統合性／生活機能	活動参加	促進因子	非該当
否定的側面	機能障害（構造障害を含む）／障害	活動制限　参加制約	阻害因子	非該当

（ICF国際生活機能分類－国際障害分類改訂版－，中央法規，2003）

て「機能的・構造的統合性」「活動と参加」を用います。また否定的な面は，単に「障害」として，「（構造障害を含む）機能障害」「活動制限」「参加制約」という言葉で表現します。

❻　この項のテーマは「障害の概念」ですから，対象者の否定的な面をどうとらえるかということに主眼をおきます。したがって，障害の概念としては，ICIDHと同様に，機能・形態障害としての活動制限，社会的不利としての参加制約と考え，それらは環境要因に大きく影響されると考えておけばいいでしょう。

❼　ICFでは，人間の生活機能と障害について「心身機能・身体構造」「活動と参加」，それに影響を及ぼす「環境因子」について，合計約1500項目に分類しています。ICFの目的を一言でいうと，健康状況と健康関連状況を記述するための，統一的で標準的な言語と概念的枠組みを提供することです。

事例 2

働き盛りのBさん（56歳）は糖尿病が悪化して，左下肢切断を余儀なくされました。リハビリテーションを受けるBさんは，病棟でも義足を装着しての歩行訓練に対しても積極的ではなく，理学療法室では多少自棄を起こしているようにもみえました。

ある日，スタッフがすすめた外泊から病院へ戻ったBさんが，担当理学療法士に泣きながら話をしていました。

「オレは，こんな身体になってしまって，あれもできない，これもできない。何しろ自分自身が情けなく，生きているのがつらかった。ところが，家に帰ると息子がオレの身体をいたわりながら，いつものように接してくれた。足のないオレでも息子にとっては父親なんだ。オレを必要としてくれている人がいるということが今回の外泊でよくわかった。いままで皆さんに少し迷惑をかけたかなぁ」と話すBさんに，担当理学療法士は笑顔で応え，Bさんに義足を渡しました。Bさんは自分で義足をつけると，松葉杖を使いながら，ぎこちない足どりで歩行訓練を再開しました。

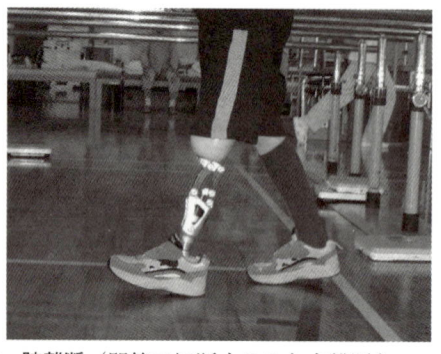

図5-2　膝離断（関節で切断することを離断といいます）

重要事項

❽ 糖尿病により左下肢を切断されるということは，心身機能・身体構造の障害を意味しますので[　　]障害ととらえることができます。

❾ 下肢切断による歩行能力の障害を[　　]と表現します。

❿ 下肢切断による歩行障害で，勤めに出ることができずに収入が減少してしまう，あるいは入院しているために趣味のサークルに出席できないなどという障害を[　　]と表現します。

⓫ 足を切断しなければならないという現実は，対象者に大きな精神的[　　]を与えます。私たちは対象者の心理的な問題に十分配慮して支援を行う必要があります。

答　❽機能　❾活動制限　❿参加制約　⓫ショック

解説

❽～❿ 下肢の切断という機能障害，歩行障害という活動制限，（現時点で）復職困難という参加制約といった障害のとらえ方とは別に，心理的な障害という個人因子の存在を理解することが大切です。

⓫ 事故や病気が原因で「障害」を負った人は受け入れがたい大きなショックを受けます。「障害受容」という言葉があります。障害者が自らの障害を受け入れるということです。たとえば障害を負った人はショックを受け，回復への期待をもち，回復しないことに対して悲しみや怒りといった感情に支配され，やがてその障害を受け入れ，再起するという説（段階説）があります。また，障害に対するあきらめでも居直りでもなく，価値観を転換するという考え方もあります。つまり，失った価値にとらわれない個人の価値の範囲の拡大をはかり，人格や性格などの内面を重視することで身体の価値を従属的なものととらえ，他者との比較ではなく，自分にある固有の価値を重視し，障害があるからといって自分の存在までも劣っているわけではないと，障害の与える影響を制限する考えのもとに障害を受け入れるという説（価値転換説）です。一方，病気や障害をもつ苦しみを「自分の中から生じる苦しみ」と「他者から負わされる苦しみ」に分け，後者の苦しみに対する対応を「社会的受容」とする考えもあります。他者が障害者を心から受け入れることで，苦しみの一部が解決できるという考え方です。

個人とその人の障害との付き合い方には色々な形があると思います。事例のように家族とのふれあいを契機に，新たな自分のあり方を考える人もいます。しかし，そのことが障害を受け入れたことと一致するわけではありません。事例の人も新たな場面では，障害を起点とした喪失感や失望，落胆，怒りなどの感情に支配されることがあるかもしれません。非常に難しい問題ですが，大切なことは第三者としての私たちが軽々しく既存の型や自分の考え方を押しつけて判断を下さないことです。

何らかの障害のある人々を対象とする私たちは，機能障害，活動制限，参加制約といった障害の概念に加え，個人因子としての心理的な障害の存在を認識して援助していくことが重要です。

■ **文献・HP**

1) 砂原茂一編：リハビリテーション医学全書 1 リハビリテーション概論，医歯薬出版，2001.
2) 福祉士養成講座編集委員会編：改訂介護福祉士養成講座 4 リハビリテーション論，中央法規，1991.
3) 広井良典：医療保険改革の構想，日本経済新聞社，1997.
4) 米本恭三，他編：Clinical Rehabilitation別冊 リハビリテーションにおける評価，医歯薬出版Ver.2，2004.
5) 福祉士養成講座編集委員会編：改訂介護福祉士養成講座 10 医学一般，中央法規，1991.
6) 障害者福祉研究会編：ICF国際生活機能分類 －国際障害分類改訂版－，中央法規，2003.
7) 米本恭三監：最新 リハビリテーション医学（2版），医歯薬出版，2006.

6 リハビリテーション医療の流れ

事例　脳卒中で倒れ，救急病院に運ばれたAさんの家族は担当医師から呼ばれ，病状について右の手足がまひし，言葉が不自由になるかもしれない，そして少し症状が落ち着いたらリハビリを始めますと説明を受けました。

数日後より病室で，まひした右の手足の関節を他動的にゆっくりと曲げたり，伸ばしたりの運動を始めました。左の手足は自分で動かすことができたので，頻繁に動かすようにいわれました。また，身体も上を向いているだけではなく，右を上にして横向きになったり定期的に動かしました。血圧など症状も安定してきたので，ギャッジベッドで起こしてもらい，座れるようになりました。最初のうちは30°位で5分も座れませんでしたが，1週間もしないうちに真っすぐにして30分以上座れるようになりました。

このころより，自分で右の足を曲げたり，伸ばしたりすることが少しできるようになりましたが，手は座ると肩が少し下がり，重く感じ，動かすと痛みを感じました。車いすに乗れるようになりましたが，自分で乗り移りはできませんので手伝ってもらわなければなりません。食事はスプーンを使い，左手で行い，排泄はポータブルトイレを使って行っています。

担当医師から，
「そろそろ本格的なリハビリを始めなければなりません。この病院は救急病院でその施設が十分でないので転院を」といわれ，リハビリテーション専門病院を紹介されました。転院した病院には同じような病気の患者さんが大勢入院しており，広いリハビリ室がありました。そこでまひした右の手足はもちろん，

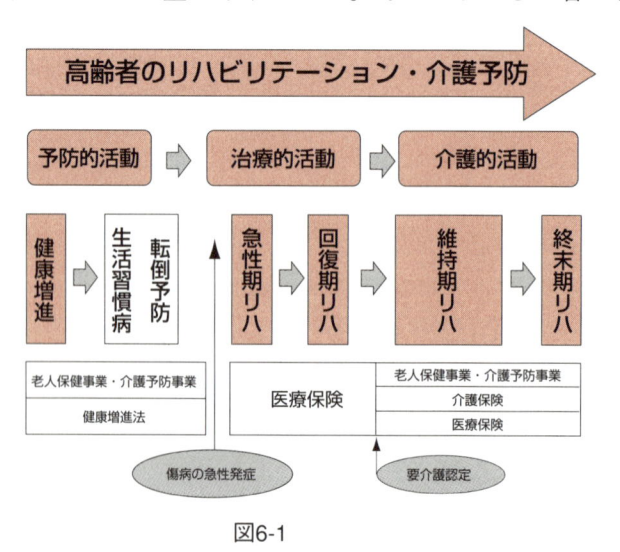

図6-1

自分で寝返りや起き上がりができるように指導を受けたり，車いすへの乗り移り，そして平行棒内で歩く練習も始まりました。右の膝(ひざ)を伸ばすことはできるのですが，足首が内側に曲がってしまうので，膝から下の装具（短下肢装具）をつくることになりました。別の部屋では左手で箸(はし)を使いパチンコ玉をつまんだり，両手で板を磨いたりしています。また，言葉の練習も始まりました。病室でも朝起きてから夜寝るまで，理学療法士さんや作業療法士さん，看護師さんなどから病室ベッドでの起きあがりや更衣，また病室にある洗面所やトイレを使っての身のまわり動作の指導を受けています。一日中結構忙しくなりました。

　転院して，間もないころはみるみるうちに機能が回復してくるようであり，リハビリにも張りがありましたが，1カ月もすると，あまり変化もなく気がめいって落ち込むことが多くなりました。みんな「がんばれ，がんばれ」といいますが，どうがんばっていいかわかりませんでした。こんなとき心理テストを受けたり，家族も含めて経済的なこと，職場のこと，将来の生活など相談することになりました。言葉がなかなか出なくてイライラしました。

　転院して2カ月くらいたつと自分で歩けるようになり，階段も昇ったり降りたりできるようになりました。しかし，足首が内側に曲がるので膝から下にプラスチックの装具を着けています。手を上にあげようとすると，肘(ひじ)が一緒に曲がってきて，肘を伸ばしてあげることはできません。指もゆっくりだと握ることができますが，それもすべての指が一緒でないとできません。左手でフォークを使い食事をしたり，歯を磨いたり身のまわりのことはだいたいできるようにはなりました。トイレに行き，お尻もふけます。ただお風呂はすべるようでひとりで入浴するのはまだ恐いようです。先日ケアマネジャーさんっていうんでしょうか，介護保険の利用について説明を受けました。

　さてAさんはこれからどうなるのでしょうか？

重要事項

❶医学的リハビリテーションとは身体的な損傷や疾病のために，患者さん個人に負荷された[A　]，およびそれに伴う[B　]を可能な限り最小限にとどめるか，また取り除き，あるいは[C　]をあらゆる手段を用いて最大限ひき出してやり，[D　]での治癒にまで進めていく積極的な治療プログラムと定義されています。また，プログラムの流れからみると急性期リハビリテーションの目的は[A]の治療であり，[B]の予防にあります。

❷回復期リハビリテーションは[❶のC]の強化を行い，起居・移動動作や身のまわり動作，いわゆる[　]能力の向上をはかるために，多くのリハビリテーション専門職が包括的・集中的にかかわり実施していきます。

❸維持期リハビリテーションの目的は，機能的維持はもとより個人の[A　]や[B　]を考慮し，[C　]をはかるもので，施設や居宅で実施される[D　]に上手に組み込む必要があります。

解説

医療の効率化，医療費の適正化を目的とした医療制度の改正が進められるなかで，従来は一つの施設において一貫したリハビリテーションプログラムが遂行されていましたが，医療提供体制の再構築により医療施設機能の分化が進められてきました。つまり地域医療支援病院と特定機能病院の連携，さらに介護保険対応となる老人保健施設，特別養護老人ホーム，療養型病床群（療養病床は平成23年末までに再編成が進められており，医療の必要性の高い患者を受け入れるものに限定し，医療保険で対応，また医療の必要性の低い患者は，在宅，居住サービスまたは老人保健施設などで受け入れることで対応するなどが打ち出されています）など，リハビリテーション施設が果たす役割も大きく変わってきました。特に高齢社会を迎え，保健・医療・福祉の連携が強調されるなかで，健康づくりという予防的活動から治療的活動，そして介護的活動をも包括するものと考えられています（図6-1）。

その中核をなすものが治療的活動ですが，病気やけがをした直後からリハビリテーション治療が始められることになります。救急救命病院では当然1〜2週間の短期入院となります。急性期リハビリテーションの目的は発症後の全身的リスク管理のもと，一次的障害の治療と，合併症や関節の拘縮など廃用症候群といわれる二次的障害の予防に終始することになります。

回復期のリハビリテーションは，その専門施設においてあらゆる手段（理学療法・作業療法や装具療法はもとより工学的アプローチなど，人から機器に至るあらゆる技術）を用いて残された能力の強化・開発が進められます。現在は回復期リハ病棟に理学療法士・作業療法士・言

答　❶A.一次的障害　B.二次的障害　C.残存能力　D.本来の意味　❷日常生活活動（ADL）
❸A・B.障害程度・生活環境　C.生活再建　D.生活リハビリテーション

語聴覚士・看護師・介護支援専門員などの専門職が専従として配置され，包括的・集中的なリハビリテーションプログラムを実施する重要な位置づけとなっています。

維持期リハビリテーションは当然，居宅で実施されることになります。生活支援を通じて社会参加を促し，質の高い生活を目指します。私たちの日常生活は生活環境により大きく影響されており，その生活環境にアプローチすることは，個々人の日常生活そのものに影響を与えることになります。不適切な環境が新たな障害をつくり出すことにもなります。住環境の整備のみならず，家族関係の調整も重要となります。また「最高の環境は，最善の環境にあらず」ともいえ，決して過保護になってもいけません。能力に適した環境づくりがリハビリテーションを遂行するうえにおいて欠かせないものであり，本来の意味での治癒とは，その個人の生活そのものの再建，ひいては人生の質・価値（QOL）をふまえたものでなければなりません。

しかし，平成18年4月には医療保険の改正が行われ，リハビリテーションに関する診療報酬が大幅に見直されました。従来，診療報酬上の理学療法施設認可を受けるための施設基準とし

表6-1　脳血管疾患等のリハビリテーション料

	施設面積	従事者	機械・器具	算定日数	診療点数
脳血管疾患等（Ⅰ）	160m²以上（STは個別療法室8m²以上）	専任常勤医師2名以上 ①PT 5名以上 ②OT 3名以上 ③ST 1名以上 ④①～③の合計で10名以上	歩行補助具，訓練マット，治療台，砂嚢などの重錘，各種測定用器具，血圧計，平行棒，傾斜台，姿勢矯正用鏡，各種車椅子，各種補助具，各種装具，家事用設備，各種日常生活動作用設備等	発症・手術・急性増悪から180日	1単位（20分）あたり250点
	STのみを行う場合，個別療法室8m²以上	専任常勤医師1名以上 ST3名以上	言語療法に必要な，聴力検査機器，音声録音再生装置，ビデオ録画システム等		
脳血管疾患等（Ⅱ）	病院：100m²以上 診療所：45m²以上	常勤医師1名 PT・OT・STいずれか1名以上	歩行補助具，訓練マット，治療台，砂嚢などの重錘，各種測定用器具等	発症・手術・急性増悪から180日	1単位あたり100点

表6-2　運動器疾患等リハビリテーション料

	施設面積	従事者	機械・器具	算定日数	診療点数
運動器疾患等（Ⅰ）	病院：100m²以上 診療所：45m²以上	専任常勤医師1名以上 ①PT 2名以上 ②OT 2名以上 ③PT・OT各1名以上 ④①②③のいずれかを満たすこと	各種測定用器具，血圧計，平行棒，姿勢矯正用鏡，各種車椅子，各種歩行補助具等	発症・手術・急性増悪から150日	180点
運動器疾患等（Ⅱ）	病院・診療所：45m²以上	専任常勤医師1名 PT・OTいずれか1名以上	歩行補助具，訓練マット，治療台，砂嚢などの重錘，各種測定用器具等	発症・手術・急性増悪から150日	80点

表6-3 呼吸器疾患等リハビリテーション料

	施設面積	従事者	機械・器具	算定日数	診療点数
呼吸器疾患等（Ⅰ）	病院：100m²以上 診療所：45m²以上	専任常勤医師1名以上 PT 2名以上（うち1名は経験者）	呼吸機能検査機器，血液ガス検査機器等	治療開始日から90日	180点
呼吸器疾患等（Ⅱ）	病院・診療所：45m²以上	専任常勤医師1名 PT 1名以上	呼吸機能検査機器，血液ガス検査機器等	治療開始日から90日	80点

表6-4 心大血管疾患等リハビリテーション料

	施設面積	従事者	機械・器具	算定日数	診療点数
心大血管疾患等（Ⅰ）	病院：45m²以上 診療所：30m²以上	専任常勤医師1名以上 経験あるPTまたはNs併せて2名以上	酸素供給装置，除細動器，心電図モニター，ホルター心電計，トレッドミルまたはエルゴメーター，血圧計，救急カート，運動負荷試験装置	発症・手術・急性増悪から150日	250点
心大血管疾患等（Ⅱ）	病院：45m²以上 診療所：30m²以上	専任常勤医師1名 経験あるPT 1名もしくは経験あるNs 1名	酸素供給装置，除細動器，心電図モニター，ホルター心電計，トレッドミルまたはエルゴメーター，血圧計，救急カート，運動負荷試験装置	治療開始日から180日	100点

て，①人の規定（医師，理学療法士，作業療法士数の規定），②患者数の規定（1日に取り扱う患者数：複雑，簡単），③訓練室の広さの規定（理学療法室・作業療法室），そして④機械器具の規定が設けられていましたが，今回疾患別に4区分に変更され，それぞれに治療日数が制限されることになりました（表6-1～4）。たとえば，脳血管疾患の患者さんであれば，医療保険の対象としてリハビリテーションを実施できるのは発病日から180日であり，以後は介護保険の対象となります。このため，介護保険下における訪問リハビリテーションや通所リハビリテーションにおける役割はより大きなものとなっており，科学的根拠に基づいた効果的な，効率よいリハビリテーションサービスが望まれています。この方向性は，リハビリテーションサービスに対する患者さんの満足度と結びつかないのが現状です。

■ 文献

1) 中村隆一監：入門 リハビリテーション医学，医歯薬出版，1996.
2) 山本和儀編：訪問リハビリテーションの実際，医歯薬出版，1995.
3) 竹内孝仁：介護基礎学，医歯薬出版，1998.

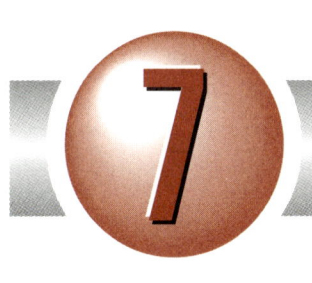

7 リハビリテーションの組織

事例 Aさんは55歳の主婦で，脳卒中発症後右片まひとなり，リハビリテーション専門病院に入院中で，間もなく退院が予定されています。退院後の自宅での生活に向け，問題点や課題を整理し，具体的なプログラムを立てるカンファレンスが予定されています。

Aさんの現在の状況は，
1) 平行棒内の歩行が可能となり，移動は杖歩行を目標にしています。
2) 脳卒中発症前は右利きでしたが，現在，右上肢は物を固定することには使えるようになりましたが，実用的には利き手交換の必要があります。
3) 言葉の理解は問題ありませんが，話すことが困難な運動性の失語症が残りそうです。
4) 病室では，ベッドと車いす間の乗り移り（トランスファー）や整容など，身のまわりの動作に工夫が必要です。
5) 家庭では，会社勤めをしているご主人と息子さんが同居し，ご主人の弟夫婦が近隣に住んでいます。娘さんは，嫁いで遠方で生活しています。

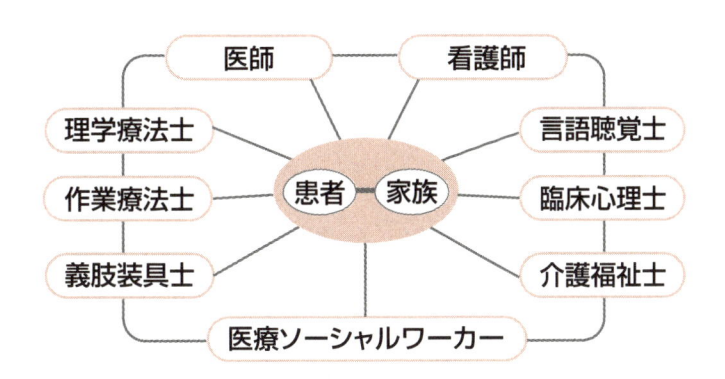

図7-1 リハビリテーション医療における専門職

重要事項

❶ リハビリテーション医は，予後の予測も含んだスタッフからの情報をもとに，必要となるプログラムを[　　]します。

❷ 理学療法士は，運動機能や能力の改善を目的として[A　　]を行い，痛みがある場合は温熱などの[B　　]も併用して実施します。これらを通して，事例のAさんの杖歩行の獲得を目指します。

❸ [　　]は，Aさんのまひした上肢の機能評価と治療・訓練を行い，併せて，利き手交換についても検討し，食事や書字，家事動作の再獲得を目指します。

❹ [　　]は，言語機能を評価し，構音訓練や音声言語に代わる手段についても検討し，必要な訓練を行います。

❺ 看護師は，疾病に対する看護とともに，患者が行っている病棟での[　　]を評価・指導し，ほかのスタッフとも相談して退院後の生活に生かせるよう本人や家族に伝えます。

❻ [　　]は，関係スタッフとの連携のもとに採型，製作および適合を行います。

❼ 居宅生活における社会資源の利用の仕方は，[　　]が説明し，サービス利用に向けての援助を行います。介護保険を利用される場合は，本人，家族，または介護支援専門員が介護サービス計画書(ケアプラン)の作成を行います。

解説

❶ 医師（medical doctor=MD）には，患者がもつ内科的疾患や整形外科的疾患などの治療を受けもつ，疾患に対する専門医と，これらの情報も考慮してリハビリテーションの総合的なプランを進めていくリハビリテーション専門医がいます。リハビリテーション専門医は，プランに沿って各専門職と情報を交換しながら，必要な指示（処方）を行います。

❷ 理学療法士（physical therapist：PT）は，運動療法，物理療法などを通じて，移動や起居動作などの基本的動作能力の回復をはかります。

❸ 作業療法士（occupational therapist：OT）は，さまざまな作業活動を通して，応用動作能力あるいは社会的適応能力の回復をはかります。

❹ 言語聴覚士（speech therapist：ST）は，聴覚および言語機能を評価し，コミュニケーション能力の回復をはかります。

❺ 看護師（nurse）は，全身状態の管理や日常生活活動（activities of daily living：ADL）の指導など，病棟生活のより実際的な指導や，

答 ❶指示（または処方）　❷A.運動療法　B.物理療法　❸作業療法士（OT）　❹言語聴覚士（ST）　❺ADL　❻義肢装具士　❼医療ソーシャルワーカー

退院後の訪問看護などを行います。

❻ 義肢装具士（prosthetist and orthotist：PO）は，義肢装具士の名称を用いて，医師の指示のもとに義肢装具の採型，製作および適合を行うことが規定されています。また同法では，医師，その他の医療関係者と緊密な連携のもとに業務を行うというチーム医療の精神もうたわれています。

❼ 医療ソーシャルワーカー（medical social worker：MSW）は，患者本人や家庭の状況を考慮に入れて必要な社会資源などを紹介し，その利用方法などを伝えます。精神科領域では，精神保健福祉士（psychological social worker：PSW）が同様の課題に対応します。

リハビリテーション医療では，前述した専門職のほかに，治療・訓練に必要な義肢や補装具の製作を担当し，さらにこれらの選定・適合判定などを医師，理学療法士，作業療法士と協同して行う義肢装具士（prosthetist and orthotist：PO），患者の精神状態や心理状態を心理検査を通して把握し，心理的方法で回復を促す臨床心理士（clinical psychologist），患者の状態に応じて主として身のまわりの諸動作を援助する介護福祉士，社会的側面から患者とその家族を援助する社会福祉士などがチームを組んで，患者とその家族の状況を把握し，目標を立て，リハビリテーションプログラムを遂行します。子どものリハビリテーションの領域では，教育の側面からプログラムを遂行するために保育士や教師の参加も必要となります。

患者を担当するスタッフが集まり，情報交換と総合的な取り組みについて検討する話し合いをカンファレンスといいます。カンファレンスは，入院当初と退院前はもちろん，入院中の経過についても確認し，目標やプログラムの修正などを検討するために随時開かれます。具体的には，あらゆる場面での患者の生活能力を評価し，退院する際の生活を予想して本人の運動能力と住環境，主に介護する人の介護力などを考慮し，退院に向けてのプログラムをたてていきます。

病院を退院し，社会福祉関連の施設を利用する場合には，介護福祉士，寮母，生活指導員，保育士，児童指導員などが関与します。在宅生活を援助する場合は，保健師，ホームヘルパー，訪問看護師などが必要に応じて対応します。

そのほか，福祉制度に関する事務を執り行う職種として，社会福祉事務所において，援護，育成，または更生の措置に関する事務を行う社会福祉主事や，身体障害者更生相談所や福祉事務所において，身体障害者の援護事務を行う身体障害者福祉司などがいます。いずれも任用資格が必要です。

表7-1 関係職種の資格制度の有無

資格制度あり	資格制度無し
医師, 看護師, 保健師 理学療法士, 作業療法士 社会福祉士, 介護福祉士 保育士, 義肢装具士, 介護支援専門員	臨床心理士, 医療ソーシャルワーカー 生活指導員, 児童指導員 寮母, ホームヘルパー

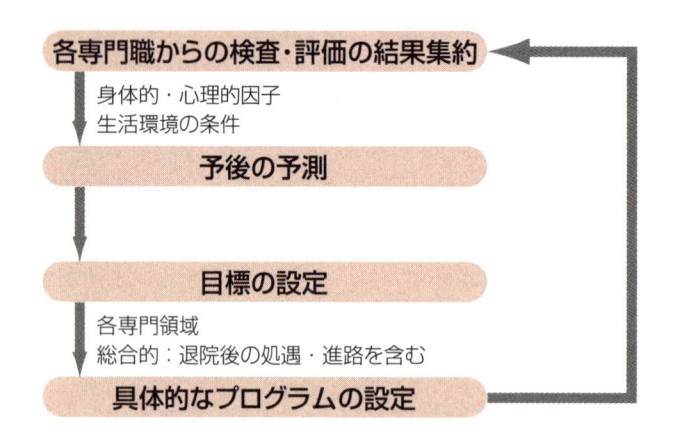

```
各専門職からの検査・評価の結果集約 ←┐
        │ 身体的・心理的因子            │
        │ 生活環境の条件               │
        ↓                           │
      予後の予測                      │
        ↓                           │
      目標の設定                      │
        │ 各専門領域                   │
        │ 総合的：退院後の処遇・進路を含む │
        ↓                           │
   具体的なプログラムの設定 ─────────┘
```

図7-2 カンファレンスの過程

医療施設
医師・看護師
PT・OT・ST
臨床心理士
MSW・PSWなど

行政機関
保健師
社会福祉士
社会福祉主事
児童福祉司など

福祉施設
医療スタッフ
介護福祉士
保育士・寮母
生活指導員など

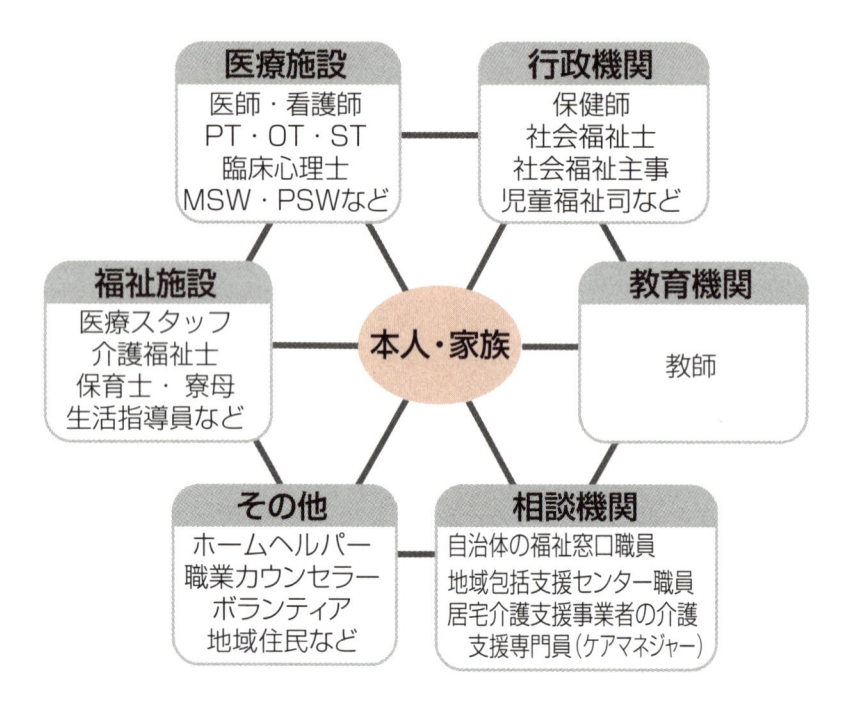

教育機関
教師

その他
ホームヘルパー
職業カウンセラー
ボランティア
地域住民など

相談機関
自治体の福祉窓口職員
地域包括支援センター職員
居宅介護支援事業者の介護
支援専門員（ケアマネジャー）

本人・家族

図7-3 居宅生活を支援する専門職のかかわり

■ 文献

1) 上田　敏：目でみるリハビリテーション医学，東京大学出版，1971.
2) 上田　敏，他編：リハビリテーション基礎医学（2版），医学書院，1983.
3) 中村隆一編：入門リハビリテーション概論（2版増補），医歯薬出版，1996.
4) 特集リハビリテーションシステム，総合リハ　124（4）：303-331，1996.

8 ADLとQOL

事例 老人保健施設に入所することになったHさんの，施設内生活についての検討会議を開くことになりました。Hさんは75歳の女性で，脳卒中による左片まひがあります。

入所前に入院していた病院では，毎朝ベッドの上で着替えを済ませた後，自分でベッドから車いすに乗り移ること（トランスファー）はできますが，安全確保のため看護師さんに近くで見守ってもらっていました。車いすに乗れば，屋内の平地移動は右の上肢と下肢で駆動が可能で，必要に応じて洗面所や食堂，トイレにも行けます。洗面は自分で行えますが，トイレでは便器へのトランスファーの際の見守りが必要です。後始末は自分で可能です。食事も自分でとることができます。外泊したときは，簡単な料理や裁縫などを自助具を利用して行っています。余暇の時間は，若いときからの趣味であった俳句をつくり，短冊に毛筆でしたため友人に贈ったりしています。

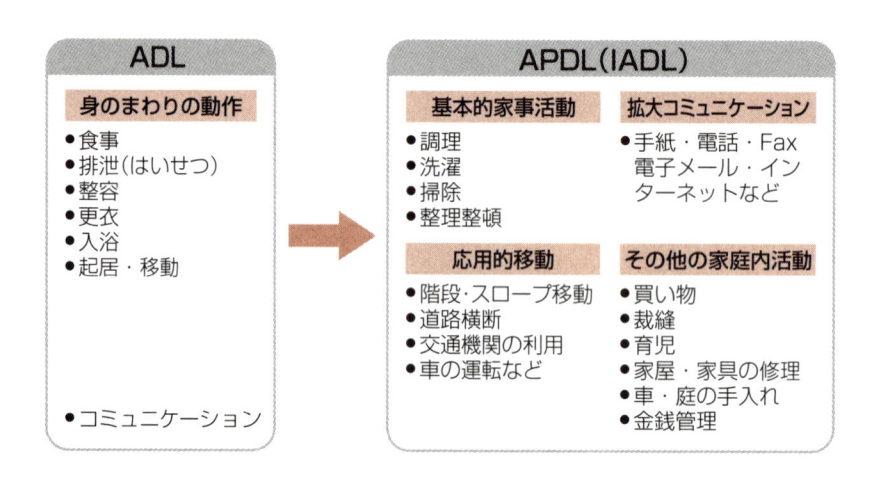

ADL	APDL（IADL）
身のまわりの動作 ・食事 ・排泄（はいせつ） ・整容 ・更衣 ・入浴 ・起居・移動 ・コミュニケーション	**基本的家事活動** ・調理 ・洗濯 ・掃除 ・整理整頓 **応用的移動** ・階段・スロープ移動 ・道路横断 ・交通機関の利用 ・車の運転など	**拡大コミュニケーション** ・手紙・電話・Fax 電子メール・インターネットなど **その他の家庭内活動** ・買い物 ・裁縫 ・育児 ・家屋・家具の修理 ・車・庭の手入れ ・金銭管理

図8-1　ADLとAPDL（IADL）

重要事項

❶ 更衣など，身のまわりの活動を手伝うときは，利用者の[A　]を見きわめ，自分でできるところと[B　]が必要なところとを分けて援助します。危険を伴うような活動は，そばにいて見守ります。

❷ 外泊の際には，施設内生活で行っている[　　]をもとに，介護の方法を家族に伝えます。

❸ 料理や裁縫などの[　　]の能力もできるだけ維持できるように，施設生活のなかでも，このような機会をつくる必要があります。

❹ 趣味を生かすことで生きがいをつくり，家族や知人に作品を贈ることで生活が充実し，[　　]を高めることができます。

解説

❶ 介護を含めた日常生活活動（activities of daily living：ADL）に関するアプローチは，患者（施設利用者）の心身の能力を見きわめ，必要な援助を行うことにあります。過剰な援助は運動機能面の低下を招くだけでなく，心理的にも依頼心が強くなり，しだいに閉じ込もりがちとなり，社会や集団とのつながりが疎遠となってしまう危険があります。

逆に，努力さえすれば何でも克服できると考え，患者（施設利用者）の能力以上のことを絶えず要求していると，心身ともに疲労し，できていることさえやる気を失うことにつながりかねません。

介助をする際には，運動機能面だけでなく，心理的な側面からの考慮も必要です。専門職としては，客観的かつ具体的な運動機能および心理的側面からなる運動能力の評価が必須となります。

❷ 外泊は，実際の生活を体験する良い機会となります。病院や施設で可能なことが，その家庭の住環境や介護する人の条件，生活習慣などでできなくなることがよくあります。このような場合，施設で可能なことを家族に伝え，家庭での状態を聞いて，その格差を埋めるためのプログラムも必要となります。

❸ 身のまわりの諸動作に加えて，家事などの動作能力を維持することは，家庭や施設などの集団のなかで役割をもつことができ，精神的な張り合いも維持することになります。

❹ 趣味をもち，それを生かすことができれば，生活が潤い，社会的にも人とのつながりを維持したり広げたりすることに役立ちます。

答 ❶A.運動能力　B.介助　❷日常生活活動（ADL）　❸家事動作　❹QOL

ADLの概念は1945年にDeaver（医師）とBrown（理学療法士）によって提起され，今日ではその範囲を「ひとりの人間が独立して生活するために行う基本的な，しかも各人ともに共通に毎日繰り返される一連の身体動作群をいう」（日本リハビリテーション医学会評価基準委員会，1976年）と規定されています。要するに，ADLとは「だれもが毎日繰り返し行う身のまわりの動作」のことを指し，その評価項目は「食事動作」「排泄動作」「整容動作」「更衣動作」「入浴動作」「起居・移動動作」などの動作群に「コミュニケーション」を加えた活動を含んでいます。ADLの評価は，治療手段の選択やその効果判定，リハビリテーション・ゴールの設定などに用いることができ，患者（施設入所者）の活動能力（activity）の情報を複数のスタッフと共有することにも役立ちます。

　さらに拡大した活動については，APDL（日常生活関連活動：activities parallel to daily living）あるいはIADL（道具的日常生活活動：instrumental activities daily living）と規定し，これらはADLの範囲とは区別して考えられています。具体的には，家庭生活に必要な食事の支度，買い物，後者には地域社会生活における外出や金銭管理などが含まれており，これらAPDLとIADLは，内容的に共通する点も多く同義語的に使用されることがあります。

　近年，たとえ重度の障害を有していても，普通の生活を行うことの重要性に目が向けられ，QOLの向上を起点としたアプローチがなされてきています。これは1960年代初めにアメリカで起こった，自立生活の思想を背景としたIL運動（自立生活運動：independent living運動）や，1950年代末に北欧で起こり，スウェーデンのNirjeによって提唱されたノーマライゼーションの原理などとともに発展してきた考え方です。主体は，医療提供者から疾病や障害をもっている人に移り，それまでのADLの向上のみに傾きがちであったアプローチに対して，自己決定権に基づいて自己実現を果たすこと，たとえば人に必要な行為を依頼しても，普通の生活を営むことが目標となるアプローチです。

　このようなアプローチの根源となっているQOLは，対象者やその目的などによってさまざまな側面をもっています。いわゆるターミナル・ケアの分野では「生命の質」，従来からのリハビリテーション医学ではADLを重視する「生活の質」，そして今日の広義のリハビリテーションの分野では社会参加や役割，趣味などに目を向けた「人生の質」，という側面からQOLをとらえようとしています。一方，QOLには客観的（医療・福祉関係者）に評価できるQOLと，生活習慣や宗教，価値観などに基づいた主観的（患者または利用者）にしかわからないQOLが存在しています。一人ひとりの生活を顧みるとき，その時どきによって優先順位は変化するかもしれませんが，これらのどの側面も欠かすことはできないもので，人生の総合的な観点をもって対象者と相対していかなければなりません。

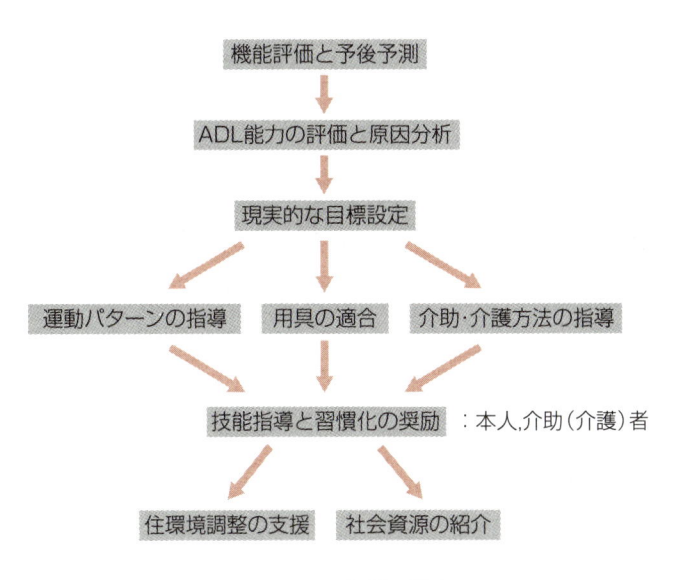

```
          機能評価と予後予測
                ↓
        ADL能力の評価と原因分析
                ↓
          現実的な目標設定
          ↙     ↓     ↘
  運動パターンの指導  用具の適合  介助・介護方法の指導
          ↘     ↓     ↙
      技能指導と習慣化の奨励  ：本人,介助(介護)者
          ↙         ↘
    住環境調整の支援   社会資源の紹介
```

図8-2　ADL指導の過程

表8-1　ADL評価表

	介助あり	自立
1. 食事(食物を切ってもらう場合は介助とみなす)	5	10
2. 車いすからベッドへの移動およびその逆(ベッド上での起きあがりを含む)	5〜10	15
3. 整容(洗面, 整髪, ひげそり, 歯磨き)	0	5
4. トイレへの出入り(衣服の始末, 拭き, 水流しを含む)	5	10
5. 洗体	0	5
6. 平面歩行(歩行不能の場合は車いす操作)	10	15
*歩行不能の場合のみ採点	0*	5*
7. 階段昇降	5	10
8. 更衣(靴ひも結び, 留め具の使用を含む)	5	10
9. 排便コントロール	5	10
10. 排尿コントロール	5	10

＊車いすでの移動能力を採点する

Barthel指数の原法（Mahoney and Barthel, 1965）

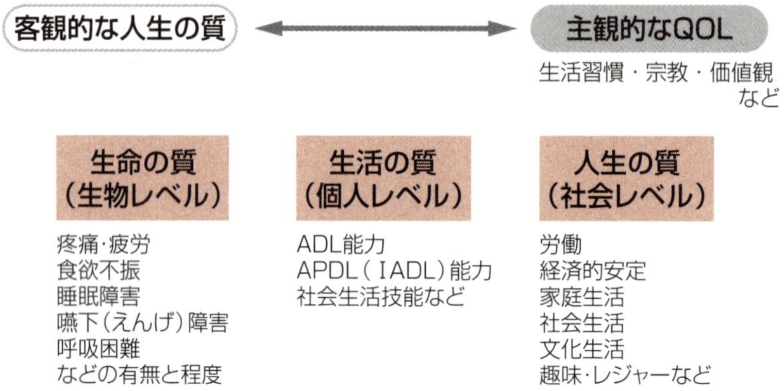

```
客観的な人生の質 ←→ 主観的なQOL
                    生活習慣・宗教・価値観
                              など
```

生命の質 （生物レベル）	生活の質 （個人レベル）	人生の質 （社会レベル）
疼痛・疲労 食欲不振 睡眠障害 嚥下（えんげ）障害 呼吸困難 などの有無と程度	ADL能力 APDL（IADL）能力 社会生活技能など	労働 経済的安定 家庭生活 社会生活 文化生活 趣味・レジャーなど

図8-3　QOLの考え方（上田，他，一部改変）

■ 文献

1) 上田　敏，他編：リハビリテーション基礎医学（2版），医学書院，1983.
2) 中村隆一編：入門リハビリテーション概論（2版増補），医歯薬出版，1996.
3) 土屋弘吉，他編：日常生活活動（動作）（3版），医歯薬出版，1993.
4) 伊藤利之，他編：ADLとその周辺，医学書院，1994.
5) 日本作業療法士協会編著：日常生活活動，協同医書出版，1993.
6) 特集クオリティオブライフ（QOL），総合リハ　12（43）：261-283，1984.
7) 特集QOL，総合リハ　15（12）：1065-1090，1987.
8) 特集Quality of Life，OTジャーナル　26（1）：4-37，1992.
9) 特集ADLとQOL，PTジャーナル　26（11）：736-759，1992.
10) 特集ADLとQOL，総合リハ　21（11）：915-935，1993.
11) 障害者福祉研究会編：国際生活機能分類，中央法規，2003.

9 リハビリテーションの方法（各論Ⅰ）

事例

　心臓に持病をもつYさんは，介護老人福祉施設に入所中の72歳の男性です。6カ月前のある朝，食事中に左手にもっていた茶わんがポロリと落ち，左手に力が入らず，しだいに立つこともできなくなりました。救急車で病院に運ばれ，その結果，脳梗塞であることがわかりました。

　現在，後遺症として左片まひが残り，歩行は杖を使用して可能ですが，左上肢はほとんど随意性がなく，ダラリとしています。肩関節には，二横指程度の亜脱臼がみられますが，痛みは今のところありません。

　日常生活では，特に目立つ症状として，食事のときにいつも決まって左半分を食べ残すということです。いくら注意を促しても「はい，わかりました」と言いながら再度，左を無視して平気でいます。また更衣動作では，ズボンを腕に通してみたり，上着を左右逆に着用して何かおかしいと感じてはいるものの，着方がわからないといった様子です。また，杖歩行で移動の際，左側にあるいすや，机，壁などによくぶつかり，転倒しそうになることもたびたび見受けられました。しかし，日常生活の不便さに比べると，本人にはあまり深刻さも感じられず，全般的に病前よりは注意力散漫な印象を受ける気がすると家族の人が言っています。

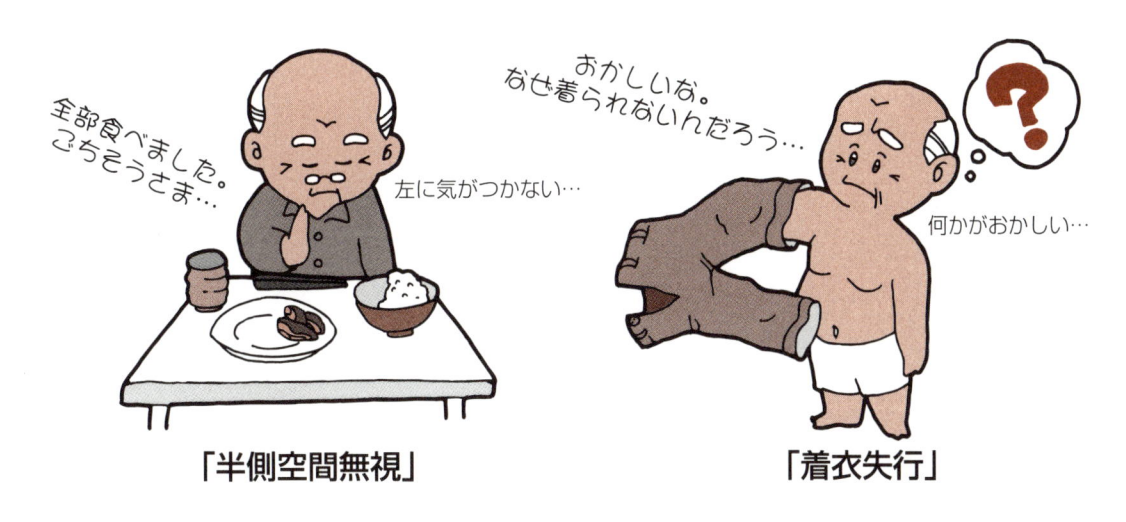

図9-1　脳血管障害のさまざまな症状

重要事項

❶ 一般的に，脳卒中あるいは脳血管障害といわれるものには，[A　　]，脳梗塞，[B　　]などがあります。

❷ 脳梗塞は高血圧や高脂血症などにより血管の内壁が動脈硬化で徐々に狭くなり，そこに血栓が生じて血管を閉塞する[A　　]と，心臓または頭蓋外動脈に生じた血栓がはがれて脳血管に流れ込み閉塞を起こす[B　　]に分けられます。

❸ 後遺症として，右の脳血管障害（劣位半球障害）であれば[A　　]，左の脳血管障害（優位半球障害）であれば[B　　]などの運動障害が，程度の差はあっても残ることが多く，また，[C　　]，失行，[D　　]などの高次脳機能障害を残すこともまれではありません。

❹ 高次脳機能障害は，よく[　　]と間違われることもあるので，十分な観察，評価が必要です。

❺ 片まひ患者の歩行訓練の際，介助者は[A　　]に付き添い，杖と足の振り出し方は，[B　　]－[A]－[C　　]の順で行います。

❻ 脳卒中によるさまざまな障害では，機能訓練やADL訓練などを中心に行っていきます。日常生活動作とは，食事動作，[A　　]，入浴動作，整容動作，[B　　]，移動動作などが含まれ，IADLと区別されています。

❼ 事例のように，弛緩性（腕がダラリとして筋の緊張がない状態）まひの場合，[　　]を使用し，亜脱臼の増悪を防止します。

解説

❶❷ 脳卒中は大きく分けると，頭蓋骨のなかで血管が破れて起こる頭蓋内出血と，血管がつまって血液が流れなくなる脳梗塞の2種類に分けられます。出血はさらに，脳実質内に出血する脳出血と，脳の表面をおおうクモ膜の下に出血するクモ膜下出血に分けられ，梗塞もまた，脳血栓と脳塞栓の2つに分けられます。

脳血管障害は，かつては日本人の死因の第1位を占めていましたが，現在では悪性新生物，心臓病に次いで第3位と後退しました。しかし，死因は後退したといっても，発症後さまざまな障害を残すため，リハビリテーションや介護のあり方が重要となってきます。

❸ 脳卒中は，出血や梗塞部位の違いで症状にも違いが出てきます。運動障害では，左半球

答 ❶A・B.脳出血・クモ膜下出血　❷A.脳血栓　B.脳塞栓　❸A.左片まひ　B.右片まひ　C・D.失語・失認　❹認知症　❺A.患側　B.杖　C.健側　❻A・B.排泄動作・更衣動作　❼三角布またはアームスリング

表9-1　関節に伴いやすい合併症

- 手指の屈曲拘縮
- 肘（ちゅう，ひじ）関節の屈曲拘縮
- 肩関節の亜脱臼
- 膝（しつ，ひざ）関節の伸展拘縮
- 内反尖（せん）足

表9-2　伴いやすい高次脳機能障害（左右半球別）

左半球の障害	右半球の障害
A：失語（言葉の理解・表現の障害） B：失読（文字が読めなくなる） C：失書（文字が書けなくなる） D：観念運動失行（自発的な随意運動はできるが，命ぜられた運動ができない） E：観念失行（個々の行為は正しくできるが，動作の順序が混同する） F：構成失行	A：顔失認（人の顔が区別できなくなる） B：半側身体失認（身体の判別について，無関心になり使用しなくなる） C：空間失認（空間関係が理解できない，視覚，聴覚，触覚など） D：地図失認 E：構成失行 F：形態の記憶の障害

障害では右片まひが出現し，右半球障害では左片まひが出現します。まひの程度は，障害部位や範囲によりさまざまです。表9-1は上肢，下肢の関節に伴いやすい合併症です。

❹　片まひに随伴する症状として，失語症と並んで重要なものに失認症や失行症があり，リハビリテーションを妨げる大きな因子のひとつになります。表9-2は半球別にみた高次脳機能障害です。

❺　歩行訓練では，内反尖足がある場合，短下肢装具を用います。また付き添う場合は，転倒防止や下肢の状態をみるために患側に位置して介助を行います。杖歩行の訓練では，失調症や高度なまひ，下肢筋力の低下のある場合には，三脚杖や四脚杖などの多脚杖を用いますが，多くは一本杖を使用します。

　杖と下肢の振り出す順序は，一般的には杖－患側－健側の順で指導します。

❻　ADL（日常生活活動：activities of daily living）とは，すべての人が共通して日常生活で行う，食事動作，排泄動作，整容動作，更衣動作，移動動作などの基本的な動作をその内容としています。一方，IADL（手段的ADL：instrumental ADL）は，家事動作，交通機関の利用や金銭管理，電話の使用など，各個人の社会における役割や状況に応じて行われる一連の活動を含めた概念です。

❼　肩の関節は，種々の筋肉によって上肢が肩甲帯に引きつけられている関節です。弛緩性まひによって筋肉の働きが失われると，上肢の重みにより上腕骨と肩甲骨の間にすき間ができます。これを亜脱臼といい，放っておくと筋の損傷，関節包の炎症などを起こし，肩の痛みにつながっていきます。

　リハビリテーションでは，筋の随意性を高める訓練や関節可動域訓練などを行いますが，それ以外のときは，三角布やアームスリングを使用し，肩関節や患側上肢の保護を行います。

重要事項

❽ 事例の左半分を見落としたり，気がつかないといった症状を[　　]といい，半盲と区別しなければいけません。

❾ ズボンを上着と間違えて頭からかぶろうとしたり，明らかに袖(そで)を通す順序を間違える症状を[　　]といいます。この症状は，その現れ方からも特に認知症と間違われやすい症状のひとつです。

解説

❽ 失認症とは，「視力低下，聴力低下，そのほかの感覚障害がないにもかかわらず，視覚，聴覚などを通じての正しい認識が行えないこと」と定義されます。

事例の場合は，左を見ていないという事実においては半盲と同じなのですが，半盲の場合は，感覚器レベルでの障害で，見ていないことを指摘すると，そのことに対する修正が比較的容易に行えます。それに対して，半側失認の場合は，見えていないということへの認識がもてないので，なかなか修正ができず，何度いっても同じ間違いを繰り返すといったことが起こります。

❾ 失行症とは，「まひ，そのほかの運動機能そのものの障害がないにもかかわらず，目的をもった意識的な行為を正しくできないこと」と定義されます。

事例の失行症は，着衣失行と呼ばれるもので，衣服の各部位と身体部位との関連づけが困難なために起こるものです。衣服の袖にリボンをつけたり（目印をつける），番号のついた札をつけ，その順番で動作を確認する，あるいは指導する人と全く同じ動作を行ってもらう（モデリング）などの練習をすることで改善することもあります。

最近では認知リハビリテーションという新しい分野において，こうした高次脳機能障害に対する取り組みがさかんに行われるようになってきています。

■ 文献

1) 上田　敏編：セミナー介護福祉10　一般医学，ミネルヴァ書房，1993.
2) 山鳥　重：神経心理学入門，医学書院，1989.
3) 福井國彦，他：老人のリハビリテーション，医学書院，1992.
4) 平山恵造，他：脳卒中の神経心理学，医学書院，1995.
5) 林　泰史：日常生活指導のためのリハビリ・テクニック，文光堂，1991.

答 ❽半側空間失認　❾着衣失行

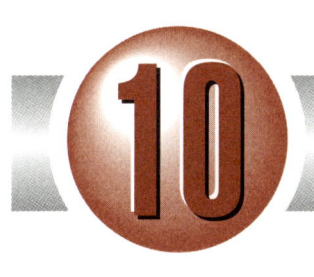

10 リハビリテーションの方法（各論Ⅱ）

事例　Aさん（85歳，女性，アルツハイマー型認知症）は，5年前に夫を亡くし，そのころより徐々に物忘れや意味不明の会話などが出現しだしました。3年前より長男夫婦と同居することになりましたが，ここ数カ月の間に夜間徘徊，失禁，迷子になり，警察で保護されるなどの行動障害が著明となっています。家庭介護もむずかしくなったことから介護老人福祉施設へ入所となりました。

ホーム内では，ひとりでいすに腰掛けておとなしくしていることが多いのですが，時折，
「さあ，帰ろうかね」「ごはんを食べに帰らないかん」など，ひとり言をつぶやいて徘徊を始めます。夜間も何かを探すようにして，ほかの居室や廊下を歩き回ることがあり，そんな次の日はいすに腰掛けウトウト居眠りしていることが多いようです。排泄は尿意はあるようですが，自分でトイレに行くことがほとんどなく時間誘導を行っており，安全のためにリハビリパンツを使用しています。トイレ誘導や，入浴の誘導のときに本人のペースに合わせた誘導を行わないと，
「何をしよるかね！」「ドロボー！」など大声を出して攻撃的になったり，徘徊が激しくなったりすることがあります。食事は自立しており，時間はかかりますがきれいに全量摂取します。ほかの入所者との関係は，特になじみのある人はいませんが，つじつまのあわない会話でも互いにうなずき合いながら穏やかに過ごすことがあり，レクリエーションや歌の会では笑顔が多く楽しそうに参加しています。

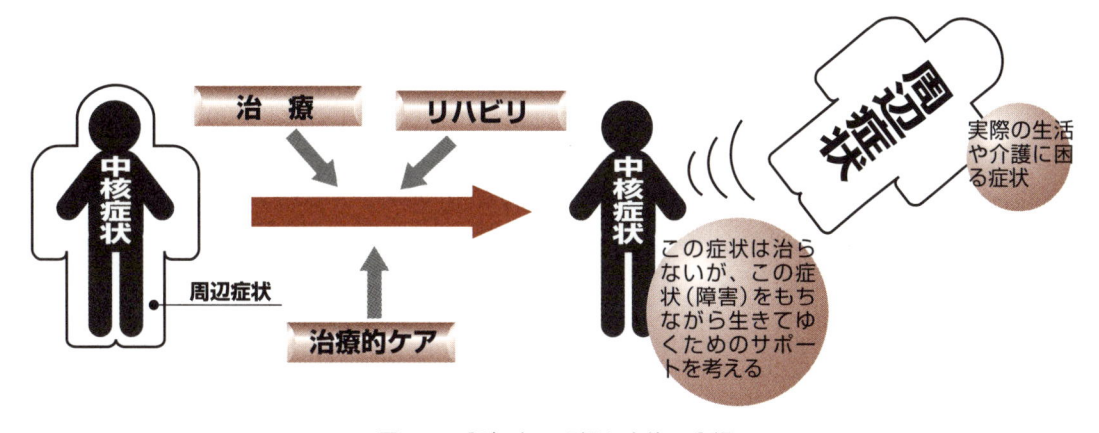

図10-1　認知症の理解と症状の分類

重要事項

❶ 良性健忘は，認知症に比べ「もの忘れ」という共通点はあるものの，判断力や[　　]などは比較的良く保たれており，日常生活における支障はほとんどありません。

❷ 認知症のタイプは大きく分けて，アルツハイマー型認知症や前頭側頭葉認知症などが含まれる[A　　]や脳の血管障害が原因で起こる[B　　]などに分けることができます。

❸ まだら認知症とも呼ばれ，経過は階段状に進行し，人格も比較的末期まで保たれるのが[A　　]，全般的認知症と呼ばれ，大脳もびまん性に萎縮し，直線的進行，人格崩壊も著明で女性に多いのが[B　　]です。

解説

❶ 高齢者に特徴的な「もの忘れ」は，人により差はあるものの，年齢を重ねれば遅かれ早かれ，だれにでも訪れるもので，正常な生理的老化に伴うものがほとんどです。この場合にはほかの知的機能，たとえば計算力や判断力，あるいは時間や場所の観念，つまり見当識などは比較的良く保たれ，そのことで日常生活に支障をきたすようなことはありません。

しかし，認知症は記憶力だけでなく判断力，見当識などの認知機能が全般にわたり低下するため，通常の日常生活を過ごすのにも大きな支障をきたすようになってきます。

❷ 脳細胞が原因不明により脱落していく認知症としてアルツハイマー型認知症に代表される変性性認知症があり，脳血管障害に由来する認知症として脳血管性認知症があります。その他の分類の仕方としては，皮質性認知症と皮質下性認知症という分類がなされることもあります。

❸ 脳血管性認知症とアルツハイマー型認知症の特徴の違いを表10-1に示します。

表10-1　脳血管性認知症とアルツハイマー型認知症の特徴

	脳血管性認知症	アルツハイマー型認知症
性差	男性に多い	女性に多い
経過	階段状進行	直線型進行
認知症	まだら認知症	全般的（びまん性）認知症
自覚症状	頭痛・頭重・めまい	少ない
病識の欠如	末期になり起こる	早期より起こる
人格	比較的よく保たれている	早期より崩れる
神経症状	あり	なし

答

❶見当識　❷A.変性性認知症　B.脳血管性認知症
❸A.脳血管性認知症　B.アルツハイマー型認知症

重要事項

❹ 認知症の症状にはさまざまなものがありますが，記憶障害・見当識障害など，現代医学では改善不可能な[A　　]症状と，徘徊・不安・妄想など，ある程度改善可能な[B　　]症状の区別をきちんと整理しておくことは，治療や介護を行っていくうえで大切です。

❺ 脳血管性認知症の原因は，[A　　]がその代表であり，これは[B　　]の代表でもあり，[B]を予防することが脳血管性認知症を予防することにもつながります。

❻ 認知症者への接し方として，[A　　]よりも[B　　]という言葉があるように，どんな行動にも何らかの意味があるものです。介護をされる側に立った介護，接し方が行動障害を軽減することにもつながります。

❼ グループ（レクリエーションや作業を行う場合）を組む場合，[A　　]の場合は比較的組みやすいのですが，[B　　]ではグループで対応するよりも個別で対応する方がうまくいくことが多いようです。

❽ [A　　]や向精神薬を飲んだ後は，ふらついて転倒することもあります。また徘徊が激しい人は，[B　　]にも注意を行い，十分な水分補給に心がけます。

解説

❹ 家庭介護や施設の介護場面で，「さっき言ったでしょ」など記憶障害に対する過度の指摘をしている光景を目にします。認知症の症状は，現代医学では回復不可能な中核症状と，回復可能な周辺症状に分けられます。上記のような記憶障害は中核症状に属すもので，この症状に対する過度の指摘は，かえって認知症高齢者の状態を悪くする可能性もあります。「治らない症状」というぐらいの心構えで接して行く方が，介護者のストレスも少なくてすみ，それがひいてはよい介護につながったりもします。

❺ アルツハイマー型認知症の原因は，まだ解明されておらず，予防に関しても，まだわかっていないことが多いのが現状です。逆に脳血管性認知症の場合は，脳動脈硬化に起因することが多く，動脈硬化の予防が脳血管性認知症の予防にもつながっていきます。

また，生活環境の変化が引き金となって，認知症症状が急に現れることもあります。定年退職後の生活の変化や今まで住んでいた家を離れ，息子の家で同居を始めるなどです。環境要因についても，認知症を予防するという意味において十分な注意や配慮を行うことが必要です。

答

❹A.中核　B.周辺　❺A.動脈硬化　B.生活習慣病　❻A.説得　B.納得
❼A.アルツハイマー型認知症　B.脳血管性認知症　❽A.睡眠薬　B.脱水

表10-2 認知症高齢者との接し方

①高齢者の行動を理解する（説得より納得）
②柔軟性のある態度で接する
③高齢者のペースに合わせる
④情報は簡潔に要領よく伝える
⑤高齢者に理解できる言葉を使う
⑥プライドを尊重した話し方にする
⑦よい刺激を必ず与える
⑧寝込ませるようなことはしない
⑨孤独にさせない

表10-3 生活上の注意

①急激に環境を変えない
②規則正しい生活を送らせる
③過食と栄養不足に注意する
④1日の水分摂取量として1,200〜1,500mlを確保する
　（食事にはおおよそ300mlの水分が含まれています）
⑤排便・排尿は一定の間隔，周期で続けさせる
⑥失禁に関しては恥をかかせない，失禁の後始末には多くの言葉はいらない
⑦トイレの場所など日常使うものの場所を効果的に示しておく
　（いうだけでなく張り紙などをしてみる）
⑧優しく言葉かけをしながら，歯磨き，入浴などを行い清潔を保つ

❻ 事例にも示したように，その人が呈している行動には，その人なりの意味があります。その点を十分注意したうえで接することが必要です。訓練する側（セラピスト側），あるいは介護する側（介護福祉士）のペースで行おうとすると事例のようなことになり，かえって行動障害を助長する結果となることがあります。

　表10-2に認知症高齢者との接し方，表10-3には生活上の注意を示します。

❼ アルツハイマー型認知症の場合，びまん性に脳が障害されるため，相手がだれだかわからない，話の内容が理解できない，など全般的な知能の低下が起こってきます。そのため楽しい雰囲気，安心できる雰囲気があれば，会話の内容はちぐはぐでも長い間会話を楽しんだり，その場になじんで集団活動を楽しむことができます。

　逆に，脳血管性認知症の場合は，まだらに脳が障害されているため，ある部分では欠落しているが，違う面ではとてもしっかりしており，相手がちぐはぐな行為や，話をすると，それに対し攻撃を行ったりすることもあります。

　これらのことからアルツハイマー型認知症は集団活動にはなじみやすく，集団での雰囲気づくりは行いやすいのですが，脳血管性認知症の場合，集団活動を行う場合には上記のことを念頭に入れながら行っていく必要があります。

　また，手作業やレクリエーションを行う場合は，工程を細分化し，一つひとつができるだけ単純な作業または行為となるような工夫が大切です。集団で行う場合は，認知症の程度もさまざまになり，どこに焦点を当てればよいのか迷うことも多いので，認知症の程度でグループ分けを行いプログラムを立てると計画も立てやすくなります。

❽ 認知症者は，体調の変化や異常を自ら訴えてくることが少なく，かなり重度になってから異常が発見されることもあります。日常の十分な観察，個々の生活パターンなどを把握し，いろいろなサイン（異常の信号）を見落とさないように，アンテナを張っておくことが必要です。

　また，睡眠薬のきれかかるころや，骨折の手術後痛みが軽減してきたころなど，自分が薬を飲んでいたことや骨折していたことなどを忘れており，突然歩き出して転倒したり，その結果，再骨折を起こしたりします。"きれかかりごろ"，"なおりごろ"は，特に注意を要する時期です。

■ 文献

1) 矢内伸夫：痴呆性老人の理解と介護，ワールドプランニング，1994.
2) 福井國彦，他：老人のリハビリテーション，医学書院，1992.
3) 岩倉博光，他：老年者の機能評価と維持，医歯薬出版，1994.
4) 朝長正徳：脳の老化とぼけ，紀伊國屋書店，1998.

11 リハビリテーションの方法（各論Ⅲ）

事例

　84歳のNさんは，5年前に奥さんを亡くし，それ以来，一人暮らしを続けています。日常生活は全く問題なく，町の催し物があれば得意の「博多にわか」を披露したり，週に2回は近くの病院に通院したりと結構多忙な毎日を過ごしています。食事は近くのスーパーで弁当を買って，夕方と朝に分けて食べています。

　ある朝，新聞受けに新聞がたまっているのに気づいた近所の人が家に入ってみると，Nさんは声も出ないくらいげっそりやつれて，布団の中にうずくまっていました。救急車で病院に運ばれたNさんの話，
「夜トイレに行こうとして立ち上がったら，布団に足ば取られてしもうたったい。そんとき，腰ば強う打ってしもうて動けんごとなったと。めしは買いに行かれんし，こりゃもう駄目ばいと思うとった」

　大事には至らなかったものの，今も起きたり立ったりするのに介助が必要で，毎日訓練に励んでいます。

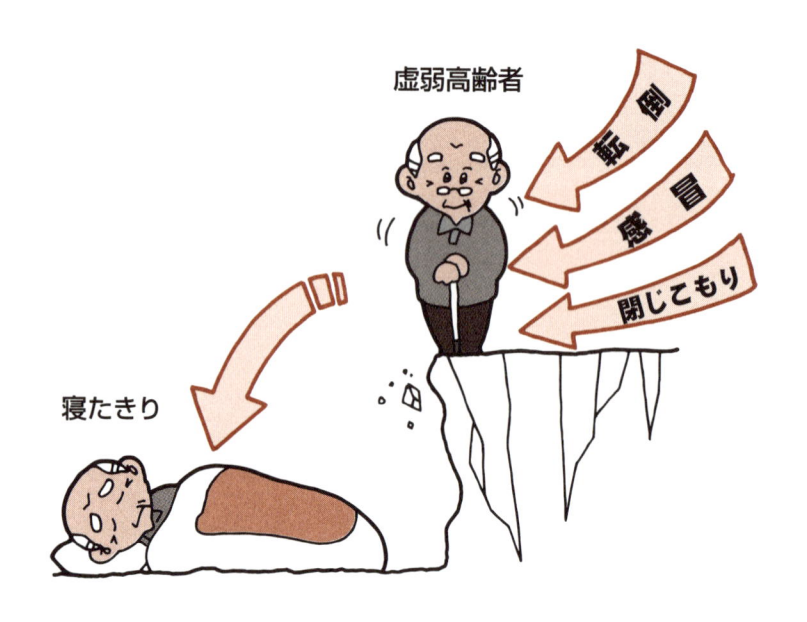

図11-1　寝たきりのがけっぷちに立つ虚弱高齢者

重要事項

❶ 虚弱高齢者とは，要介護高齢者と[　　]に支障のない高齢者の中間に位置し，要介護高齢者の予備軍と考えられます。

❷ 虚弱高齢者は，ほとんどの場合，心身に何らかの障害をもっているので，通常の日常生活を送れていても，ちょっとしたことをきっかけとして[　　]になる可能性があります。

❸ 一般的に，人間の心身の機能は使うことによって強化されていきますが，何らかの原因で長期間使用しないでいると，機能の低下が起こってきます。これらは廃用症候群と呼ばれ，過度の[　　]によって引き起こされる害です。

❹ 廃用症候群の代表的なものとして，局所的には筋萎縮・関節の[　　]・褥瘡（じょくそう）などがあり，全身性のものとしては起立性低血圧などがあります。

❺ 廃用症候群は，特に高齢者に起こりやすく，しかも一旦起こるとなかなか治りにくいものです。高齢化を迎えている現在，その予防と治療，特に[　　]は大きな課題となっています。

❻ 上記とは別に，誤った運動や不適切な訓練で起こる障害もあります。これは誤用症候群と呼ばれています。これには不適切な[　　]運動による肩関節の損傷，誤った歩行訓練による反張膝（しつ）などがあります。

❼ 高齢者にとって，最も気をつけなければならないのは，転倒による[　　]や打撲です。転倒後の安静は体力低下を招き，高齢者特有の悪循環を起こす可能性があります。

❽ 感冒などの感染症に対する注意も大切です。高齢者は，[　　]が低下しているために合併症を併発しやすく，同じく悪循環を招く結果となります。

解説

❶ 厚生労働省による「虚弱高齢者」の定義は，「心身の障害または疾病などにより，移動，入浴などの基本的な日常生活について，必ずしも介助を要する状態ではないが，ひとりで行うには困難が伴い，または相当の時間がかかる者」となっています。特に，後期高齢者には，表11-1のランクAに相当する人が多く認められます（介護保険では介護予防サービスの対象となる者）。

虚弱高齢者の一般的特徴として，
①同年代の高齢者との交流が少ない
②独居もしくは家庭内での役割がない
③外出する目的および場がない
などがあげられています。これらは精神的不

答　❶日常生活　❷寝たきり　❸安静　❹拘縮　❺予防　❻他動　❼骨折　❽予備力

表11-1 障害老人の日常生活自立度（寝たきり度）判定基準

自立生活	ランクJ	何らかの障害などを有するが，日常生活はほぼ自立しており独力で外出する 1 交通機関を利用して外出する 2 隣近所へなら外出する
準寝たきり	ランクA	屋内での生活はおおむね自立しているが，介助なしには外出しない 1 介助により外出し，日中はほとんどベッドから離れて生活する 2 外出する頻度が少なく，日中も寝たきり起きたりの生活をしている
寝たきり	ランクB	屋内の生活は何らかの介助を要し，日中もベッド上での生活が主体であるが座位を保つ 1 車いすに移乗し，食事，排泄（せつ）はベッドから離れて行う 2 介助により車いすに移乗する
	ランクC	一日中ベッド上で過ごし，排泄，食事，着替において介助を要する 1 自力で寝返りをうつ 2 自力では寝返りもうたない

(旧厚生省)

活性が生活全般に影響し，その結果，身体的な不活発をも招いている状態といえるでしょう。

❷ 高齢者の場合，日常生活をひとりで不自由なく送っている人でも，ささいなことからいつ介護を必要とするようになるかわかりません。事例は，2・3日前まで元気に日常生活を自立して送っていたのに，ちょっとした不注意から転んで腰を打ったため，あっという間に要介護の状態となりました。このように元気そうであっても，突然介護を必要とする状態になるのが高齢者の特徴です。

❸ 特に，病気などにならなくても家の中に閉じこもったり，地域との交流が途絶えがちになると，行動範囲が狭くなり心身の機能も衰えていきます。閉じこもりを防ぎ，生活空間を広げることが大切です。

❹ 廃用症候群は「長期臥床などで活動しなかったりギプスそのほかで固定されていることで生ずる合併症である。筋萎縮，関節拘縮，骨萎縮，心肺機能や消化機能の低下などの身体的機能の低下とともに，知的・精神的機能の低下なども認められることがある」と定義されています。

❺ 廃用症候群は予防が非常に重要です。しかし起こってしまった場合は，なるべく早くどこかで悪循環を絶つことが大切です（図11-2）。

[廃用症候群と予防法]

筋萎縮（筋力は全く使わなければ1日5％程度低下するといわれている）
①自動運動（運動可能なところを動かす。寝返りなどの動作を行う）
②日常生活において一定の活動を保つ
③体操やレクリエーションを行う

関節拘縮
①関節可動域維持訓練
②良肢位保持（屈曲拘縮の予防には腹這いをとることが効果的）
③日常生活における予防（同じ姿勢を長時間続けるのは避けた方がよい）

褥瘡
①栄養や循環などの全身の管理
②適切なかたさのベッドや車いす（エアーマットやフローテーションパッド利用など）
③体位交換，清拭，入浴，拘縮予防
④シーツや衣服にしわをつくらない

起立性低血圧
①できるだけ臥床期間を短くする
②臥床期間が長期にわたった場合は，急に起こさずギャッチベッドやバックレストを利用して，起こす角度と時間を調節しながら行う

そのほかに**骨粗しょう症，沈下性肺炎，静**

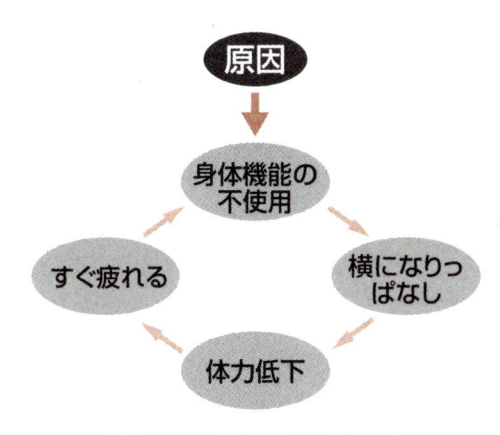

図11-2 日常生活での悪循環

脈血栓症，便秘，自発性低下，うつ傾向などもあります。

❻ 誤用症候群は，誤った医療技術や知識の不足から起こるいろいろな害です。暴力的な他動運動による異所性骨化，適切な訓練や装具を検討しないまま歩行訓練を行ったために起こる反張膝，不適切な松葉杖の使用（腋窩での体重支持）による神経まひなどがあります。

❼ 転倒した場合，よく起こるのが大腿骨頸部骨折です。骨接合術や人工骨頭などの手術が可能な場合は早期から起立・歩行訓練を実施できますが，手術を行うことができない場合（体力がない，認知症など）は保存的治療となります。この場合，一定期間安静にしなければならないため「廃用症候群」と似た症状が起こってくる場合があります。安静中もベッド上でできる運動を行ったり，安静期間が過度にならないように注意しなければなりません。

予防法としては，ふらつき・めまいなどの身体的管理と，段差の解消・手すりの取りつけなどの環境整備の両者が必要となります。段差の場合，はっきりわかる高い段差よりもわずかで目立たない段差の方が危険です。わずかな段差でも解消してしまうか，テープなどで印をつけて目立つようにしたほうがよいでしょう。手すりは最低限必要な所にだけ取りつけ，必要としていない人の邪魔にならないように配慮することも大切です。

❽ 予備力の低下している高齢者は，微熱でも体力消耗や食欲不振を起こしがちです。日ごろから食事や運動に気を配り，少しでも体力をつけておくことが大切です。高齢者にとって，感冒（風邪）は命取りになる危険性があるということを忘れないようにしましょう。

■ 文献

1) 山本総勝，他編：運動療法Ⅱ，神陵文庫，1996.
2) 岩倉博光，他編：老年者の機能評価と維持，臨床リハビリテーション，医歯薬出版，1990.
3) 福井國彦，他編：老人のリハビリテーション，医学書院，1992.
4) 村井淳志：虚弱高齢者と医療をめぐって，総合ケア 4，1994.
5) 村上重紀：地域社会と虚弱高齢者，総合ケア 5，1994.
6) 椿原彰夫，他：廃用症候群総論，理学療法 4，1986.

12 施設におけるリハビリテーション

事例1 奥さん（68歳）と二人暮らしのAさん（70歳）は，脳梗塞で倒れて入院を余儀なくされました。担当医からは，左脳の脳梗塞による右半身の運動まひ・感覚まひ，失語症状が認められると説明を受け，脳梗塞の治療とベッド上でのリハビリテーションが開始されました。意識もはっきりして，全身の状態が安定した2週間後には，心身機能の回復と身のまわり動作の自立を目指して自宅近くの病院に転院し，理学療法，作業療法，言語療法，病室での日常生活動作の練習まで，集中的なリハビリテーションが進められました。

約4カ月後には右半身に後遺症は残るものの，杖歩行や簡単な身のまわりのことは自立して可能になり，担当医からは回復期リハビリテーションの終了が説明され，医療ソーシャルワーカーと相談して退院の準備を進めることにしました。退院に向けては，作業療法士が自宅に同行して，家屋状況に合わせた移動方法や生活動作の行い方を検討し，家庭での生活を想定したリハビリも行われました。同時に手すりの設置や段差の解消などの住宅改修も進められ，約5カ月後には退院し，自宅での生活が始まりました。

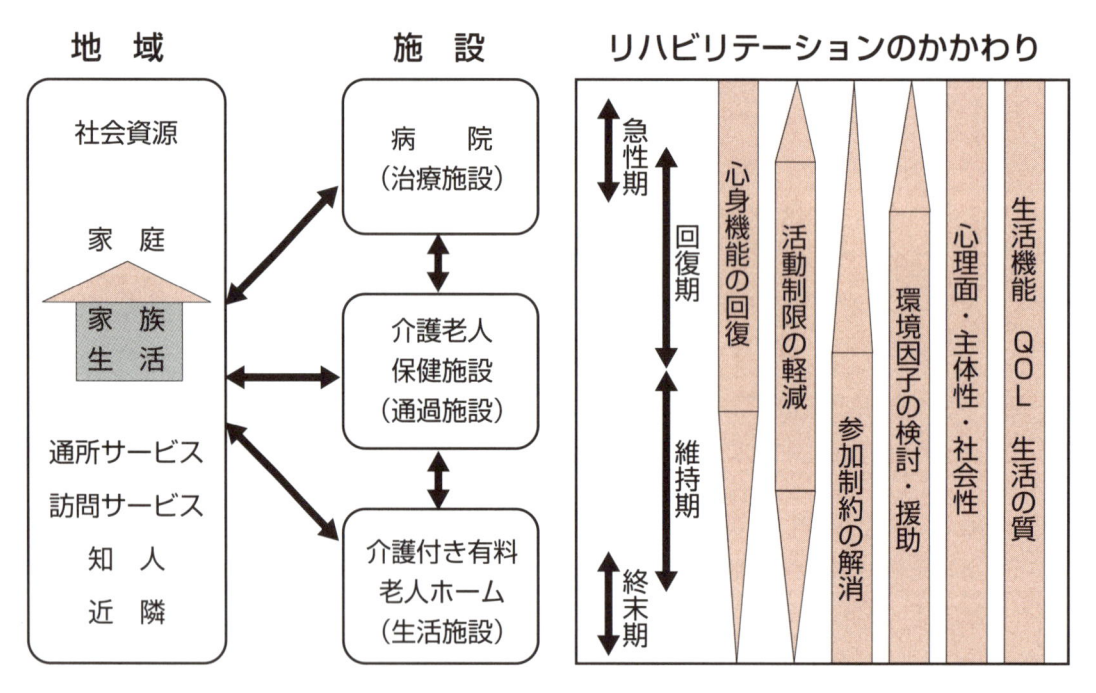

図12-1　施設の特色とリハビリテーション

重要事項

1. 医療施設におけるリハビリテーション（事例1）

❶ 脳梗塞の発症直後には，意識レベルの回復，関節拘縮の予防，早期の座位獲得，精神的刺激などを目的に，[　　]期リハビリテーションができるだけ早期に開始されます。

❷ 全身状態が安定すると回復期リハビリテーションが開始され，半身まひなどの身体[A　　]回復と身のまわり動作などの生活上の[B　　]制限の解消に重点が置かれています。

❸ 立つ，歩くなどの基本的運動能力の獲得を目的とする[　　]療法では，まひした下肢の治療を行い，その機能回復にあわせて，体重負荷，立位やバランスの訓練，歩行訓練などが進められます。

❹ 身のまわり動作など，生活に必要な応用動作能力の獲得を目的とする[　　]療法では，まひした上肢の治療を行い，その機能回復にあわせて，握る・離すなどの動作の訓練，物の取り扱いや作業をするなかでの実践的な手の使い方の練習などが行われます。

❺ コミュニケーション能力の獲得を目指す[　　]療法では，失語症状の治療を行い，言葉の理解や伝達を促します。また，口腔機能の障害や構音障害がある場合は，咀嚼や嚥下，発声のリハビリも進めていきます。

❻ 退院後の生活を考える際は，機能回復の状況だけではなく，[A　　]因子を考慮して生活上の活動制限を緩和していく視点も大切です。入院中から家屋や家族の状況を把握し，心身機能にあわせた補装具や自助具の利用，手すりなどの住宅改修などを検討し，安全に，できる限り自立した生活が行えるように考えていきます。そのために，作業療法士や理学療法士が自宅に行き，評価や検討を行う退院前[B　　]も行われています。

解説

❶ 急性期リハビリテーションは，医師による原因疾患の治療や全身状態の管理が行われるなか，安静により生じる二次的な障害の発生を防ぐためにも可能な限り早期から，ベッド上や病室で，理学療法士・作業療法士などによって実施されます。

❷ 回復期リハビリテーションは，病棟内にも理学療法士・作業療法士・言語聴覚士などが配置されて認可を受けている「回復期リハビリテーション病棟」で行われ，リハビリ室での治療から病室での身のまわり動作まで，幅広く，集中的なリハビリテーションが行われ

答 ❶急性 ❷A.機能 B.活動 ❸理学 ❹作業 ❺言語 ❻A.環境 B.訪問指導

ます。

❸ 理学療法士は，運動・感覚まひや筋力，姿勢・バランス感覚，関節や痛みの状況などを評価して，適切な動作方法の選択や運動能力の改善を目指します。また，回復状況にあわせて，杖や補装具，車いすの検討も行い，病室での回復段階に応じた起居・移動動作の実践にもかかわっていきます。

❹ 作業療法士は，手や指の運動・感覚まひや筋力，動作時の座位バランス・耐久力，目と手の協調運動や高次脳機能障害（認知・判断・行為）など，動作に必要な能力を総合的に評価して，食事や更衣，排泄などのADL（日常生活活動：Activities of Daily Living）の自立を目指します。病室での回復段階に応じた生活動作の実践にもかかわっていきます。

❺ 言語聴覚士は，言葉の理解や発語の状況など，個人の失語症状の特徴を専門的に評価し，治療を進めます。病棟での会話や意志の伝達，食事の際の咀嚼や嚥下の状況にも目を配り，生活場面でも実践的にかかわっていきます。

❻ 家庭復帰に向けては，生活環境の整備が検討されます。手すりの設置などの住宅改修や福祉用具の利用のほか，入浴などADLの指導，家族に対する介護方法のアドバイスなども行われます。また，家庭内だけでなく，在宅サービスや地域の社会資源の活用も検討され，ハード・ソフト両面での支援が行われます。

事例2 Bさんは，同じく脳梗塞による右半身のまひと失語症状のリハビリテーションに取り組みましたが回復が思わしくなく，発症して5カ月後も人の手を借りながらやっと車いすに乗り移り，身のまわりの動作にも多くの介助が必要な状況でした。また，単身での自宅生活には多大な住宅改修が必要であり，介護老人保健施設に入所してリハビリを続けながら，自宅復帰を検討することになりました。

ここでは，日常生活動作が少しでも自立して行えるように，車いすへの移乗動作やトイレでの排泄動作，左手を使っての身のまわり動作のリハビリテーションが進められ，同時に住宅改修の再検討や居宅介護サービスの利用も検討されました。しかしながら，今後も介護が必要な状況が見込まれ，自宅に多大な経費をかけて改修するのは困難と考えたBさんは，自宅を貸して収入を確保し，介護付き有料老人ホームで生活することにしました。

現在Bさんはホームでの生活にも慣れ，バリアフリーの施設内を自分で車いすを使って動きまわり，いろんな活動に取り組んだり，外出をして買い物に行ったり，安心できる生活の場を得て，楽しみを感じながら暮らしています。

表12-1 リハビリテーションの時期と主な施設

	リハビリテーションの時期		
	急 性 期	回 復 期	維 持 期
医療保険	救急病院, 総合病院など急性期病棟	専門病院, 回復期リハビリテーション病棟	療養型病棟など
介護保険その他		介護老人保健施設 介護老人福祉施設 有料老人ホームなど 通所・訪問系サービス	

重要事項

2. 介護老人保健施設におけるリハビリテーション（事例2）

❼介護老人保健施設では病状が安定している人を対象に，機能訓練とともに施設内で能力に応じて活動的な生活を行い，[　　]で生活する能力を獲得することを目標にしたリハビリテーションが行われます。

❽リハビリテーションの内容は，心身機能の維持とともにその機能を十分に活用していくもので，日常生活における[　　]制限を可能な限り解消し，生活機能の維持・向上を目的に進められています。

❾生活機能のリハビリテーションでは，心身機能や活動能力の維持とともに，実際に日々行う食事，排泄，整容，更衣，入浴，移動など，[　　]に対する具体的かつ実践的なアプローチが大切です。

❿生活機能のリハビリテーションは，提供される[　　]の質と密接に関連しています。適切な援助方法や手段のもとで十分に能力を発揮して，身のまわり動作を習得することが必要です。また，メリハリや楽しみを感じて，活動的な生活リズムで日々を過ごすことが大切です。

⓫自宅復帰は，介護者の状況や介護の必要性，在宅介護サービス，住宅改修，予測される生活の様子，経済面なども含めて総合的に検討されます。状況に応じては，住環境が整備されて，[　　]制度のサービスも利用可能な各種施設での生活も選択肢となります。

答　❼家庭（居宅）　❽活動　❾日常生活活動（ADL）　❿介護　⓫介護保険

解説

❼　介護老人保健施設には，作業療法士，理学療法士などの配置が施設基準に定められ，リハビリテーションの専門的な評価やプログラム作成が行われています。そのなかには，機能訓練室を利用した個別・集団での機能訓練から，トイレ，浴室，食堂，療養室など施設生活全般における日常生活場面でのアプローチが含まれています。

❽　施設内には，作業療法・理学療法を行うためのリハビリテーション設備をもつ機能回復訓練室が設置され，起立や歩行などの基本的動作能力，目と手の協調運動や知的能力を求める作業活動での応用動作能力，精神的刺激や人との交流を促すレクリエーションなど，活動的な能力の維持・向上を目指したリハビリテーションが進められます。

❾　ADL（日常生活活動：Activities of Daily Living）へのアプローチでは，生活場面そのものがリハビリテーションの機会となります。過剰な介護を避けて個人の十分な能力活用を促すことが大切です。また，日々それらを実践するなかで，安全な動作方法を習得し，自信をつけることが居宅生活での応用を可能にします。

❿　活動的な生活習慣を定着させることは，ベッドや部屋への閉じこもりを防ぎ，廃用症候群を予防する効果的なリハビリテーションとなります。そのためには，動きやすい居住空間，精神的支えとなる介護者の理解や対応などの人的環境を含めた生活環境の整備が求められます。

⓫　自宅復帰の場合，介護保険による在宅サービスなどの利用が生活支援となります。また，高齢者の居住の場も，介護老人福祉施設（特別養護老人ホーム），ケアハウス（軽費老人ホーム），介護付き有料老人ホームなどが整備されてきており，社会資源を効果的に活用することが望まれます。なお，居宅生活から施設生活まで，幅広く維持期のリハビリテーションサービスが行われています。

3. 生活施設におけるリハビリテーション

重要事項

⓬介護老人福祉施設や介護付き有料老人ホームなどの生活施設では、その人らしい生き生きとした生活を支えていくために[　　]期リハビリテーションが行われます。

⓭ここでのリハビリテーションは、[A　　]による機能低下の予防や生活機能の維持に加えて、その人らしさを支える楽しみや存在感・役割など、[B　　]へのかかわりが大切であり、施設での過ごし方や雰囲気、スタッフの対応にも配慮が求められます。

⓮身体機能の低下を防ぐには、その人の状態に合わせた適度な運動や歩行、歩けない場合でも車いすに腰掛けて過ごす時間を設けるなど、「自分で体を動かす、体を支える」ことが効果的であり、[　　]して部屋から出て過ごす機会を減らさないことが大切です。

⓯日常生活では、自立してできることだけでなく、楽しみとしての食事や入浴、個人の尊厳にかかわる排泄、自己への関心を表す身だしなみなど、行為のもつ[　　]意味を考慮したケアが求められます。

⓰生活施設では、入所者間の交流や親睦、家庭的雰囲気やなじみの関係、季節を感じる行事の実施なども大切なリハビリテーションの機会となり、心理面に配慮した快適な生活環境の提供が必要です。意志を尊重することはその人の[A　　]的行動を促し、周囲との交流や活動参加はその人の[B　　]的行動の維持につながります。

解説

⓬ 長期の生活の場となる施設では、居住者の状況に合わせて、機能維持とQOL（生活の質・生き甲斐：Quality of Life）につながる場を提供して、生活機能を維持していくことを目的に維持期リハビリテーションが行われています。

⓭ 廃用症候群の予防では、適度な運動、レクリエーションや行事への参加、精神的刺激など、生活行動そのものが心身機能の維持に効果的で、意義のあることです。特に、楽しみや目的のある行動は、意欲（主体性）や対人交流（社会性）を促し、孤立を防ぎます。

⓮ 筋力や骨の強さ、心臓や肺の機能を維持していくためには重力に抗した姿勢をとることが大切です。また、日常生活のなかで起きて動くことがバランス感覚や耐久力の維持に効

答　⓬維持　⓭A.廃用症候群　B.生活の質（QOL）　⓮離床　⓯心理的　⓰A.主体　B.社会

果的ですが，転倒や起立性低血圧に留意して移動や介護の方法を選択し，適度に行うことが必要です。

❶❺ 日常のケアのなかでその人の表情や反応を理解し，受容や傾聴の姿勢を示して接することは，個人の人格や人間性を保つうえで大切です。適切な感情表現や意思表示を促すことで，不安の軽減や存在感の確認など心理的リハビリテーションの効果が期待されます。

❶❻ 寝室としての療養室，居間としてのデイルームなどの生活空間の位置づけ，良好な人間関係，家庭的ケアの実施は，メリハリのある暖かい生活につながります。なお少人数を生活単位とするグループホームは，この長所が反映されたより家庭的な生活環境と位置づけられます。

■ 文献

1) 江藤文夫編：よくわかるリハビリテーション，ミネルヴァ書房，2005．
2) 澤村誠志編：リハビリテーション論，メヂカルフレンド社，1997．
3) 四天王寺悲田院施設リハビリテーション研究会編：老人施設のリハビリテーション，三輪書店，1995．
4) 日本作業療法士協会学術部編：作業療法マニュアル3 老人保健施設と作業療法，日本作業療法士協会，1994．

13 地域におけるリハビリテーション

事例　軽度の認知症はあるものの，奥さん（72歳）と二人暮らしをしていたCさん（77歳）は，脳梗塞で倒れて救急病院に入院しました。幸いにも症状は軽く，リハビリテーションにより身体のまひ症状はほとんど回復し，約2カ月の入院を経て奥さんとの家庭生活を再開しました。退院後は病院の担当医からの紹介で，近隣のクリニックからの訪問診療により，経過を診ていくことになりました。

退院直後は，家に戻った喜びを感じて楽しく笑顔で過ごしていましたが，夜間の頻尿と睡眠不足，トイレに付き添う奥さんの負担など，次第にお互いのストレスが重なり，笑顔は減り，家庭生活と介護の大変さばかりを感じるようになりました。このような状況のなかで，不眠に対する内服薬の過用をきっかけに昼夜が逆転し，夜間の徘徊とせん妄症状が出現，昼間はもうろうとした無為な状態で脱衣を繰り返し，歩行もままならない状態となり，日常生活にも大きな支障を生じてしまいました。

混乱して困り果てた奥さんは，訪問診療の医師と介護保険サービスの利用を検討し，要介護認定の申請を行いました。また，介護支援専門員に相談してケアプランの作成を依頼し，週2回の訪問リハビリテーションと訪問看護，週5回の訪問介護サービスが開始されました。訪問リハビリテーションは歩行や身のまわりの動作の指導ならびに介護方法のアドバイス，訪問看護は全身状態の管理や服薬の確認，訪問介護は奥さんの介護負担の軽減に重点を置いたサービスが実施されました。

危機的な状況を何とか乗り越えたCさんは，認知症や脳梗塞の軽度の症状はあるものの通所リハやショートステイの利用，トイレ・浴室・玄関への手すりの設置，奥さんが疲れたときの知人の応援などにより，過度な介護負担を避けて，夫婦で買い物や公園へ散歩に出かける余裕も生まれ，安定した家庭生活を継続しています。

表13-1 地域の主なケアシステム

	医療系サービス	介護系サービス	行政サービス，その他
訪問系サービス	訪問診療（医師） 訪問リハ（OT・PT） 訪問看護（看護師） 居宅療養管理指導など	訪問介護・訪問入浴介護 介護予防訪問介護 福祉用具貸与・購入 住宅改修など	居宅介護支援 　（ケアプラン作成） 地域包括支援センター事業 　（介護予防マネジメントなど）
通所系サービス	通所リハ（デイケア） 外来リハ（病院）	通所介護（デイサービス） 介護予防通所リハ・介護 運動器機能向上，口腔機能 向上，栄養改善など	地域支援事業 　窓口相談，訪問指導，転 　倒予防教室，栄養指導など 障害者自立支援法関連 　自立支援給付
入所系サービス	短期入所療養介護 　（ショートステイ） 緊急入院，検査入院など	短期入所生活（療養）介護 　（ショートステイ） 認知症グループホーム 特定施設入所生活介護など	地域生活支援事業など 民間の地域支援サービス 近隣社会資源など

1. 地域リハビリテーションの視点

❶地域リハビリテーションは，障害者・高齢者と家族という家庭単位ではなく，介護保険などの公的なサービスから知人・近隣まで，幅広く地域での生活を支えるための[　]を含めた地域単位の総合的なアプローチです。

❷地域リハの実践においては，緊急的な入院への対応や日ごろの診察・健康管理を行う医療機関，各種の居宅サービスを提供する介護保険事業所，行政機関などの連携やチームアプローチのもとで，地域での継続した[　]を維持するために多面的なかかわりが進められます。

❸地域リハでは，医学的リハビリテーションに固執せず，心身機能，活動制限，参加制約の状況を把握して，その人が暮らしていくうえで生じている多様な[　]を柔軟に解決する姿勢が大切です。

❹居住環境の整備では，安全性，利便性，介護負担の緩和などを考慮した物理的環境の改善のために，手すりの設置や段差の解消などの[A　]やベッドや車いすなどの[B　]の導入も検討されます。

❺日々の家庭生活において，家族や介護者の適切な理解や対応は活動制限や参加制約を緩和する大切な環境因子となります。しかしながら，介護者の精神的・身体的な負担は大きく，家庭崩壊を防ぐためにも[　]への支援に配慮してかかわる姿勢が不可欠です。

答　❶社会資源　❷家庭生活　❸生活障害　❹A..住宅改修　B.福祉用具　❺家族

解説

❶ 地域リハビリテーションは，CBR（community-based-rehabilitation）とも呼ばれ，「地域資源を用いて，地域レベルで行うリハビリテーション活動で，障害者とその家族を含む地域全体が参加して行われる方法である」と定義づけられています。

❷ 家庭生活の維持には，動きやすい環境と活動的な生活習慣をつくることが大切です。日常生活そのものが効果的な心身のリハビリテーションとなるよう，医療，介護など各方面からの多様なかかわりが必要です。また，介護保険では，介護支援専門員による相談・ケアプランの作成，関連機関との連絡・調整，担当者の会議も行われ，連携が進められています。

❸ 生活障害へのアプローチは，「能力（できる）」よりも「行動（行う）」の視点と継続できることが必要です。介護労力の提供や手すり設置などのサービスを提供しただけでは不十分な場合もみられます。実際の動作や介護方法，日々の過ごし方などまで，具体的・継続的な支援により活動制限・参加制約を解消して，生活のなかに定着させていく自立支援を目指したかかわりが大切です。

❹ 居住環境の整備では，介護保険による住宅改修，福祉用具の貸与・給付などが利用できます。利用に際しては，その人の生活機能に関してのリハビリテーション評価に基づく適合性，安全性などの判断，導入後の生活状況の予測などを総合的に検討して，その必要性を確認することが効果的な利用につながります。

❺ 家庭生活では，身近で長く接する家族・介護者に大きな負担がかかりやすく，家族の社会生活への制約も少なくありません。さらに，病状や障害への理解，介護の方法やかかわる姿勢が不適切な場合には，当事者・家族のそれぞれに精神的および身体的ストレスが増加します。家族支援では，励ましや共感などによる心理的支援にとどまらず，介護負担を現実的に緩和し，家族の生活やQOLを維持する視点も大切です。

2. 地域リハビリテーションでのかかわり

❻地域における[　　　]機能に対するリハビリテーションは，積極的な機能回復より体力の維持と廃用性機能低下の予防が目的です。安全に苦痛も少なく，疲労が蓄積しない程度で，日常的に継続可能なプログラムによる維持期リハビリテーションが行われます。

❼生活行動は心理面にも大きく左右され，欲求，興味，不安などがその人の意欲や行動に影響を与えます。地域リハサービスでは，人的[　　　]因子としての適切な援助が求められ，心理面の理解とともにその人への接し方などの細やかな配慮が必要です。

❽認知症による生活障害への援助では，物忘れ症状などの回復を周囲が期待しすぎて逆に混乱を招くことがあります。その人なりに生活場面へ適応している様子を[　　　]的に受容し，安心できる環境を整えることが生活機能の維持につながります。

❾手すりなどの住宅改修やベッドなどの福祉用具の導入は，動作時の安全性の確保や心身両面での介護負担の緩和につながり，離床の促進や起きて過ごす時間を増やし，[　　　]的な生活習慣の定着にも効果的です。

❿地域での維持期リハビリテーションでは，心身の廃用性機能低下を防ぐ直接的なアプローチとともに，生活行動に伴うリハビリテーション効果が重要視されています。心身両面での支援や居住環境の整備により，生活[A　　　]が広がり，人との交流などの社会的[B　　　]が促進されることがより大きな効果をもたらします。

答 ❻身体　❼環境　❽肯定　❾活動　❿A.空間　B.行動

解説

❻ 高齢者にとっての無理な運動は、関節痛、筋肉痛、転倒事故などの危険が生じます。訪問リハでは身体機能を有効に活用した生活機能の維持、通所リハでは適度な運動・活動による機能維持も考慮され、身体機能評価に基づく維持的なリハプログラムが実施されています。なお、介護予防給付の運動器の機能向上ではトレーニングマシンも使われていますが、筋力維持と全身協調運動の賦活が主目的で、痛みや筋疲労を生じない範囲の軽度な運動負荷に調整された維持的なリハプログラムといえます。

❼ 身体の障害や衰えのなかで活動的に生活することは容易ではなく、安易な励ましは無力感や孤独感を強め、逆に意欲を失わせることもあります。心理的支援では、実際の行動を通した楽しみや成功した体験が効果的です。良好な信頼関係を築き、一緒に取り組む前向きな援助の積み重ねや共に喜ぶ姿勢が意欲を引き出し、精神的活動性を高め、心のリハビリテーションにつながります。

❽ 認知症では、認知、判断、記憶、コミュニケーションなどの障害への留意が必要です。受け入れがたい行動に対しての感情的な対応はさらなる混乱を生み、症状の増悪や不安定な精神状態を招き、結果的に介護者のストレスも大きくし、生活そのものが崩壊する場合もあります。できないことは補い、できることを着実に実践していくことが環境への適応を促し、生活障害を軽減して、家庭生活を維持するリハビリテーションになります。

❾ 退院後に「身体機能が低下した」という声を聞きますが、動きにくい家屋環境も原因となります。住環境の改善は、障害を補い、安全な動作や介護につながることが大切ですが、機能低下の予測も必要です。介護保険制度においては、利用額の上限や利用回数の制限もあり、実施に当たっては事前の十分な心身機能評価、試行、当事者間での検討、住宅改修後の動作・介護指導が不可欠です。

❿ 施設では刺激も多く活動的であっても、家庭では寝ている時間が多い生活であれば心身の機能低下の原因となります。朝夕の着替えを行い、食事は家族とテーブルで楽しく食べるなど、ベッドや自室に依存しないための援助も大切です。訪問リハでは季節を感じる屋外での歩行訓練、通所リハでの外出や社会的交流を考慮したプログラムなど、楽しみや目的のある行動はQOL（生活の質）を保ち、自然で効果的な生活そのもののリハビリテーションとなります。

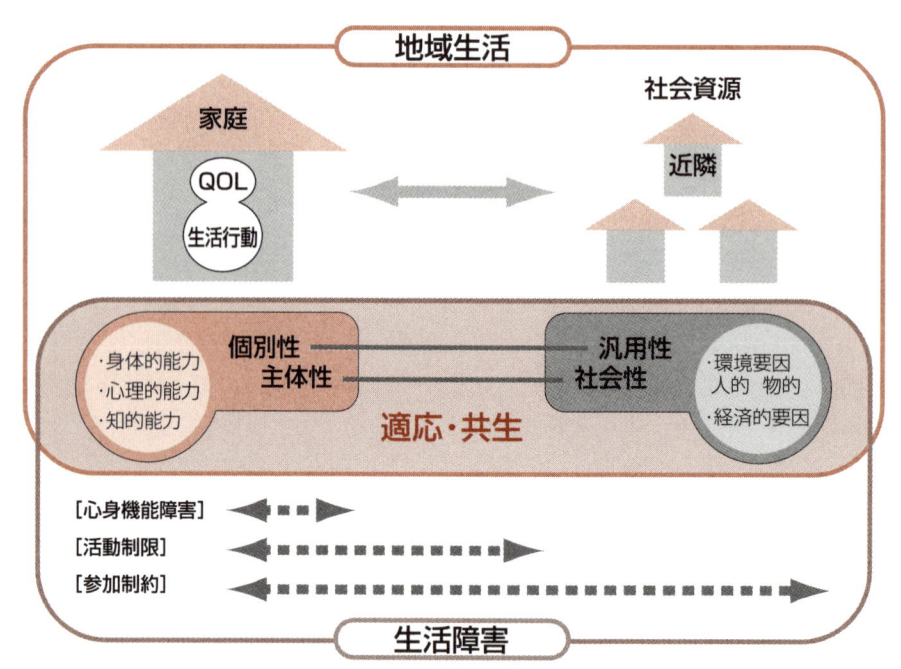

図13-1 地域リハビリテーションにかかわる要素

■ 文献

1) 伊藤利之編：地域リハビリテーションマニュアル，三輪書店，1995．
2) 大田仁史編：地域リハビリテーション論（Ver.3），三輪書店，2006．
3) 日本作業療法士協会学術部編：作業療法マニュアル7 使おう活かそう社会資源，日本作業療法士協会，1994．

事例検討（Cさんの経過を振り返って）

1. 混乱の時期

　昼夜が逆転し，夜間はせん妄状態や徘徊，昼間は無為なうつ状態が出現。脱衣や尿便失禁などの認知症の周辺（二次的）症状に伴う問題行動も増悪。立位・歩行バランスの低下に状況判断の障害が重なり起立歩行困難，おむつ使用の状況で転倒もみられた。

　とにかく本人の混乱と妻の不安が強いこの状況に対し，訪問診療の医師は不眠や精神症状に対して内服の再検討を行った。また，訪問リハビリテーションや訪問看護により，歩行の再獲得や身のまわり動作の介護方法の指導，認知症の症状への理解と問題行動への対応を中心に連携したアプローチが進められた。

　なお，不眠の緩和と著明な運動まひや筋力低下がなく短期に歩行が改善したこと，訪問介護により妻の介護負担が軽減されて家庭生活が継続し，大きな環境変化をきたさなかったことが危機的状況から抜け出す方向づけとなった。

2. 受容の時期

　混乱が緩和されるなかで，見通しが立たない不安は解消され，夫を子ども扱いしていた妻の理解や対応も改善した。夫を適切に受け入れるようになると問題点やニーズも具体化し，日常生活全般へのアプローチが進められた。

　訪問リハビリテーションの際には，妻と一緒に歩く公園での歩行訓練が楽しみとなり，訪問看護での相談内容も状態の好転や今後のことなど前向きなものとなり，夫婦間にも笑顔がみられるようになった。また，訪問介護による負担の軽減や妻の介護技術の上達もあり，生活障害が次第に改善されるなかで安堵感が得られ，落ち着きを取り戻し，訪問スタッフとの信頼関係もできた。本人のさらなる生活空間の拡大と，妻の介護負担の緩和を目的にした通所リハやショートステイの利用，手すり設置も具体化し，家庭生活を継続するうえでのリスクも軽減された。

3. 安定の時期

　通所リハ，訪問介護，ショートステイの間に妻が買い物や家事，検査入院や旅行に出かけたり，社会資源を有効に活用して妻にとっても時間的・精神的余裕ができてきた。このことは，妻が夫へ優しく接することにもつながり，時には夫婦で近隣を散歩したり，タクシーや休日に息子に送迎に来てもらって，買い物や外食に行く機会もみられてきた。

　安定した生活となり，健康管理，生活リズムの維持，QOLなどのアプローチを中心に生活支援が続けられている。

14 福祉用具と住宅改修

事例　Kさんは，脳梗塞による左片まひの67歳の男性です。発症後，救急病院を経てリハビリテーション専門病院に入院，数カ月間のリハビリテーションを受け，自宅へ復帰することになりました。自宅は持ち家で，国民年金を受給しており，奥さんと二人暮らしです。

　退院時の状態は，歩行はできませんでしたが，平坦面であれば車いすを右の手足で操作することができ，また，車いすへの乗り移りも手すりなど固定物につかまれば他人の手を借りずにできました。退院決定時に介護保険制度活用のために要介護認定を申請し，要介護3を認定されていました。また，身体障害者手帳は2級が交付されていました。

　退院にあたって，主治医をはじめ担当した理学療法士，作業療法士，ソーシャルワーカー，また，退院後のケアマネジメントをお願いしたケアマネジャー（介護支援専門員）と本人，家族とが退院後の生活について話し合い，福祉用具の導入と住宅改修を検討しました。本人の自立性を少しでも高めることと，介護のしやすさの両面を考慮し，福祉用具については，車いす，ベッド，ベッドに取りつける移動用の手すり，ポータブルトイレ，入浴台の導入を，また，住宅改修については，トイレ，浴室への手すりの設置を決定しました。

重要事項

❶ 事例に必要な福祉用具を入手する際に，活用可能な法制度は[A   ]，[B   ]です。

❷ 事例の場合，車いすは原則[A   ]に基づく[B   ]によって活用することになりますが，本人の状態から既製品での適合ができない場合には，[C   ]に基づく[D   ]によってオーダーメイドの車いすを活用することも可能です。

❸ 事例の場合，ベッド，およびベッドに取り付ける移動用手すりは[A   ]に基づく[B   ]によって活用できます。

❹ 事例の場合，ポータブルトイレ，および入浴台については[A   ]に基づく[B   ]によって活用できます。

❺ 事例の場合，トイレ，浴室への手すりの設置については[A   ]に基づく[B   ]によって使用することができます。

解説

福祉用具とは，1993年4月26日に成立した「福祉用具の研究，開発及び普及の促進に関する法律」のなかで示された新たな概念で，それまで用語など混乱した状態にあったものが，法的に体系化されました。また，2000年4月1日の介護保険制度開始以後，福祉用具，住宅改修に関する法制度は整理統合され，介護保険適応者については，介護保険制度が他法に優先して適応されることになりました。さらに，2006年の障害者自立支援法施行により，介護保険制度適応外の障害者についても制度改定が実施されました。

❶ 事例は年齢が65歳以上であること，また，身体障害者手帳2級が交付されていることから，活用可能な法制度は，介護保険法および身体障害者福祉法の2つとなります。

❷ 車いすについては，❶で示した2つの法制度の活用が可能ですが，原則として介護保険法が優先され，車いすは，貸与（レンタル）のみとなり，既製品のなかから適合するものを選択することになります。既製品といっても，介護保険制度開始以後，多種多様な機種が開発され，ほとんどはこの範囲のなかで適合できるようになりました。しかし，どうし

答
❶A・B.介護保険法・障害者自立支援法
❷A.介護保険法　B.福祉用具貸与　C.障害者自立支援法　D.補装具交付
❸A.介護保険法　B.福祉用具貸与　❹A.介護保険法　B.特定福祉用具販売
❺A.介護保険法　B.住宅改修

ても既製品では適合できない場合は，障害者自立支援法の補装具交付制度を活用し，オーダーメイドで車いすをつくることも可能です。

❸ ベッドおよびベッドに取り付ける移動用手すりについては，介護保険法による貸与制度を活用することになります。

❹ ポータブルトイレおよび入浴台については介護保険法の福祉用具に関するもう一つの制度である福祉用具販売（購入）を活用することになります。

❺ トイレ，浴室への手すりの設置については，介護保険法による住宅改修の制度を活用することになります。また，介護保険法では，住宅改修費に関して20万円を限度としているため，それを超えて費用が必要な場合は，各自治体によりまちまちですが，介護保険法以外の住宅改修費を活用できる場合があります。

表14-1, 2, 3に，福祉用具などに関して法制度により提供される種目の例をまとめましたが，実際の活用にあたっては，それぞれの種目に，詳細な条件が定められていること，また，制度変更が今後も実施される可能性があること，さらに自治体によっても異なる場合が多いことから，タイムリーな専門書を参考にするとともに，福祉の窓口に問い合わせ事前に確認する必要があるでしょう。

表14-1　介護保険法による福祉用具貸与，特定福祉用具

福祉用具貸与12種目	特定福祉用具販売10種目
1. 車椅子 2. 車椅子付属品 3. 特殊寝台（介護用ベッド） 4. 特殊寝台付属品 5. 褥瘡（じょくそう）予防用具 6. 体位変換器 7. 手すり 8. スロープ 9. 歩行器 10. 歩行補助杖 11. 認知症高齢者徘徊感知機器 12. 移動用リフト（吊り具を除く）	1. 腰掛便座 2. 特殊尿器 3. 入浴用椅子 4. 入浴用手すり 5. 浴槽用椅子 6. 入浴台 7. 浴室内すのこ 8. 浴槽内すのこ 9. 簡易浴槽 10. 移動用リフトの吊り具
住宅改修	
1. 手すりの取り付け 2. 段差の解消 3. 滑りの防止および移動の円滑化等の床材の変更 4. 引戸等への扉の取り替え 5. 洋式便器等への便器の取り替え 6. その他前各号の住宅改修に付帯して必要となる住宅改修	

表14-2　障害者自立支援法に基づく日常生活用具給付事業（2006年9月22日現在北九州市案）

種目		対象者
介護・訓練支援用具	特殊寝台	下肢又は体幹機能障害
	特殊マット	
	特殊尿器	
	入浴担架	
	移動用リフト	
	訓練いす（児のみ）	
	訓練用ベッド（児のみ）	
自立生活支援用具	入浴補助用具	下肢又は体幹機能障害
	便器	
	頭部保護帽	平衡機能又は下肢もしくは体幹機能障害
	T字状・棒状のつえ	
	歩行支援用具→移動・移乗支援用具（名称変更）	
	特殊便器	上肢障害
	火災警報機	障害種別にかかわらず火災発生の感知・避難が困難
	自動消火器	
	電磁調理器	視覚障害
	歩行時間延長信号機用小型送信機	
	聴覚障害者用屋内信号装置	聴覚障害
在宅療養等支援用具	透析液加湿器	腎臓機能障害等
	ネブライザー（吸入器）	呼吸器機能障害等
	電気式たん吸引器	
	酸素ボンベ運搬車	在宅酸素療法者
	盲人用体温計（音声式）	視覚障害
	盲人用体重計	
情報・意思疎通支援用具	携帯用会話補助装置	音声言語機能障害
	情報・通信支援用具	上肢機能障害又は視覚障害
	点字ディスプレイ	盲ろう，視覚障害
	点字器	視覚障害
	点字タイプライター	
	視覚障害者用ポータブルレコーダー	
	視覚障害者用活字文書読上げ装置	
	視覚障害者用拡大読書器	
	盲人用時計	
	聴覚障害者用通信装置	聴覚障害
	聴覚障害者用情報受信装置	
	人工喉頭	喉頭摘出者
	福祉電話（貸与）	聴覚障害又は外出困難
	ファックス（貸与）	聴覚又は音声機能若しくは言語機能障害で，電話では意思疎通困難
	視覚障害者用ワードプロセッサー（共同利用）	視覚障害
	点字図書	
排泄管理支援用具	ストーマ装具	ストーマ造設者
	紙おむつ等（紙おむつ，洗腸用具，サラシ・ガーゼ等衛生用品）	高度の排便機能障害，脳原性運動機能障害かつ意思表示困難者
	収尿器	高度の排尿機能障害者
住宅改修費	居宅生活動作補助用具	下肢，体幹機能障害又は乳幼児期非進行性脳病変

表14-3 障害者自立支援法による障害別支給対象となる補装具の種類
(2006年9月22日現在北九州市案)

障害種別	種　類	
視覚障害	盲人安全杖	義眼
	眼鏡	
聴覚障害	補聴器	
肢体不自由 ※は18歳未満対象	義肢	装具
	車いす	電動車いす
	座位保持装置	歩行器
	歩行補助杖	
	座位保持車いす※	起立保持具※
	頭部保持具※	排便補助具※
重複障害	重度障害者用意思伝達装置	

15 介護福祉士の役割

事例1　Nさんは78歳の男性で，半年前に軽い脳卒中で倒れ，入院しました。幸運なことに，まひはほとんどわからない程度でしたが，寝たり起きたりの入院生活を続けているうちに，ベッドから起きあがることもできなくなり，おむつをつけたまま退院し，自宅へ戻りました。

奥さんと二人暮らしで，とりあえずベッドを準備し，新しい生活が始まりました。奥さんは，献身的に介護していましたが，Nさんの生活そのものに変化はなく，最近では認知症の症状もみられるようになりました。

奥さんの介護疲れが限界に達したことから，介護保険制度を利用することになり，近隣のケアプランセンター（居宅介護支援事業所）にお願いして担当のケアマネジャー（介護支援専門員）を決めてもらいました。担当ケアマネジャーはアセスメント（課題分析）を行いましたが，そこで明らかになったのは，退院後も入院時と同じ生活が継続されていたことでした。つまり，食事も排泄もすべてがベッド上で行われており，本人がベッドから離れることはほとんどない生活が続いていました。「力は弱っているものの手足はよく動かすことができ，また，尿意，便意も残っているのに何故？」と疑問を感じ，主治医や理学療法士，作業療法士とも相談のうえでケアプランのなかにヘルパー（訪問介護員）を導入し，ポータブルトイレを使用した排泄介助から取り組むことにしました。

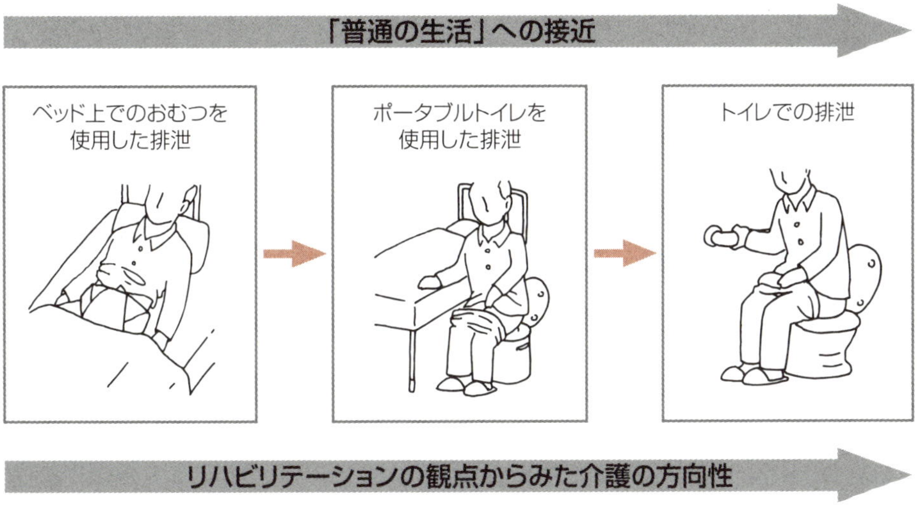

「普通の生活」への接近 →

| ベッド上でのおむつを使用した排泄 | → | ポータブルトイレを使用した排泄 | → | トイレでの排泄 |

リハビリテーションの観点からみた介護の方向性 →

図15-1　介護の方向性

重要事項

❶ リハビリテーションの目指すものは[A　　]だといわれていますが，別のいい方をすれば，個人にとっての[B　　]の生活，あるいは[C　　]の生活を取り戻すこと，つまりは[D　　]の回復だといえます。

❷ 介護は，単に利用者の[A　　]の自立のみを目標とするのではなく，その人の主体性や[B　　]の尊重，そして[C　　]の自立への援助だといわれています。これは，個人の生活を支えること，[D　　]を応援することといいかえることができます。

❸ リハビリテーションの観点からみた介護の役割とは，[　　]の生活を取り戻すために援助することとなります。

解説

リハビリテーションが目標とするのは，「全人間的復権」であるといわれていますが，別のいい方をすると，対象者本人にとっての「生活の回復」であるともいえます。ここでいう「生活」とは，決して特別なものではなく，個々人の「もとどおりの生活」であり，「当たり前の生活」なのです。つまり，最終的にはその人にとっての「普通の生活」をどのようにして確保するかが，リハビリテーションの最大の課題となります。「普通の生活」が確保されて初めてその人らしい人生を送ることができるのです。

さらに，こうした「普通の生活」を回復するための核となるものが，自立とQOL（生活の質，人生の質：quality of life)だといわれています。しかし，ここでいう自立とは，「他人の力を借りない」という意味のみではありません。他人の介護を受けながらも，その人らしい生活，主体的な生活が確保されていれば，それは自立した生活といえます。これはノーマライゼーションの思想に基づき，アメリカで起こった自立生活運動（Independent Living運動：IL運動）から生まれた概念で，これが「自立の本質」と考えられています。もちろん，独力で可能な生活行為をひとつでも多くすることは重要です。しかし，高齢者や重度の障害者に，こうした狭義の自立の概念のみで接していけば，すぐに行き詰まってしまいます。自立支援とは，「自立の本質」を追求することだといえます。

このように考えると，介護もまた生活を支える意味からリハビリテーションの重要な役割を担うことになり，これを「リハビリテーション介護」と呼ぶ人もいます。

答 ❶ A.全人間的復権　B・C.もとどおり・当たり前　D.生活
❷ A.ADL　B.自己選択・自己決定　C.生活　D.人生　❸ 普通

事例2 ▶Nさんその2

　ポータブルトイレでの排泄介護を開始してから，Nさんはみるみる元気になりました。奥さんにも，介護方法を覚えてもらって，日常的にポータブルトイレでの排泄を実施できるようになりました。また，このころから，移動を中心に訪問リハビリテーションも受けるようになり，トイレでの排泄へもチャレンジすることになりました。もともと，脳卒中によるまひは軽かったので，数カ月たつうちに自分でトイレまで歩いていけるようになり，自宅での生活は，入浴を除いてほぼ自立するまでになりました。

　担当ケアマネジャーは，この調子だともっと元気になれるのではと考えて，近くのデイサービスセンターへの通所をすすめましたが，本人は，人前に出ることには拒否的で，かたくなに断り続けました。「どうすれば…」と迷っているときに，Nさんの友人がやはり脳卒中になり，このデイサービスセンターに通っていることがわかり，この人にお願いして誘ってもらうことにしました。親しい友人の誘いとあって，本人もついに重い腰を上げ，デイサービスに通うことになりました。

　デイサービスの初日，それまでは昼間は寝間着から普段着へ着替えるように促しても，なかなか受け入れてもらえなかったのですが，いざ出かけようとしたときに，本人から着替えたいとの意志表示がありました。後日，デイサービスの様子を尋ねると，
「みんなで食事をしたり，大きな風呂に入ったりで楽しかった」といきいきと話していました。

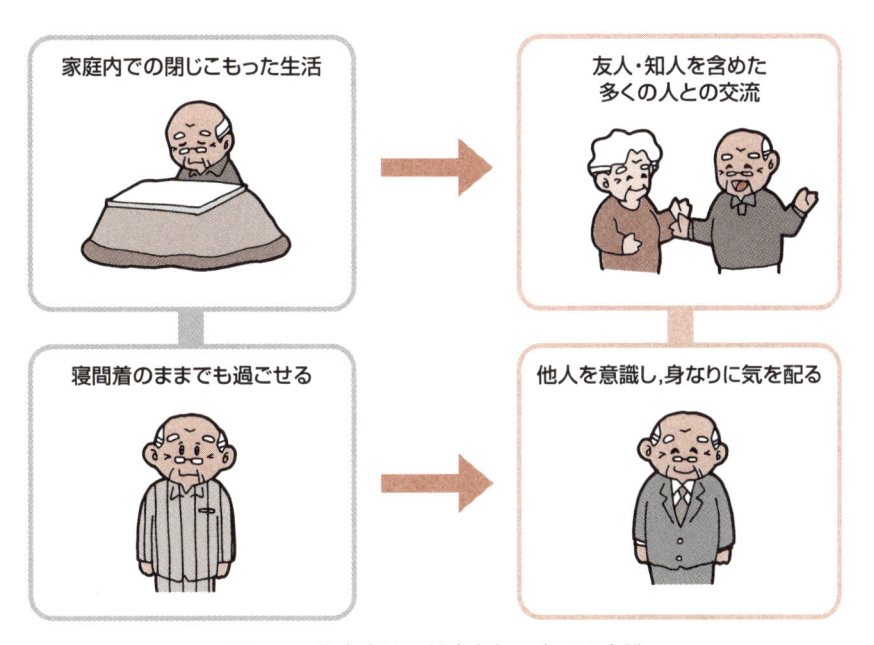

図15-2　社会交流，社会参加へ向けた介護

重要事項

❹在宅生活を支える両輪といわれるものに，[A　]ケアと[B　]ケアがあります。

❺ホームヘルプや訪問看護のような[A　]ケアは，在宅における[B　]を支えることを目的とするものです。

❻デイケア，デイサービスのような[A　]ケアは，利用者本人の[B　]，[C　]をはかるとともに，介護者である家族の[D　]をも目的としています。

❼障害のある人どうしは，共感しやすいという考えをもとに組み立てられた方法論として[　]があります。

解説

障害者・高齢者に対する現在の基本的な考え方は，在宅での生活です。これを支えるための方法論として，訪問ケアと通所ケアがありますが，さらに入所ケアまで含める人もいます。

訪問ケアは，在宅における基本的な生活を支えようとするものですが，これだけでは，いわゆる「普通の生活」を達成できたとはいえません。われわれ自身の生活を考えてみましょう。特に意識しなくても，毎日，地域社会で多くの人々と交流をもっていることに気づくはずです。

障害者・高齢者も同様で，地域社会との交流，あるいは社会活動への参加，すなわち多くの人との触れ合いなくして「普通の生活」とはいえないのです。事例で示したように，着替えひとつをとっても，外出し，大勢のなかに交わるからこそ，ほかの人への意識が復活し，自ら着替えようという考えが起こるのです。

こうした社会交流，社会参加を目的としたものが通所ケアです。一般的には，訪問ケアが先行して始まることが多いので，訪問ケアに携わる職種は，いかに通所ケアにつなぐかが大きな課題のひとつになります。

しかし，実際には，外出し大勢のなかに入るのを嫌がる人も多く，常にスムーズには進みません。そのようなときには，同じような障害があり，通所ケアを有効に利用されている人に誘っていただくとうまくいくこともあります。

このように，障害のある人どうしが共感しやすいことを核として考えられた方法論を「ピアカウンセリング」といいます。

■文献

1) 山本和儀編：リハビリテーション介護福祉論，医歯薬出版，1996.
2) 竹内孝仁：介護基礎学，医歯薬出版，1998.

答

❹A・B.訪問・通所　❺A.訪問　B.基本的生活
❻A.通所　B・C.社会交流・社会参加　D.休息（レスパイト）　❼ピアカウンセリング

索引

あ
アームスリング	40
アセスメント	71
亜脱臼	41
アルツハイマー型認知症	44,45
アルツハイマー病	16

い
医学的リハビリテーション	1,10,26
医師	30
維持期リハビリテーション	27,57,62
イタイイタイ病	15
一次的障害	26
医療ソーシャルワーカー	31
医療保険の改正	27

う
うつ傾向	51
運動器疾患等リハビリテーション料	27
運動障害	40
運動療法	30

か
介護・訓練支援用具	69
介護サービス計画書	30
介護支援専門員	30,32,71
介護付き有料老人ホーム	56,57
介護福祉士	31
介護保険	61
介護保険法	67
介護保険法による特定福祉用具	68
介護保険法による福祉用具貸与	68
介護老人福祉施設	56,57
介護老人保健施設	55
回復期リハビリテーション	26,53
家事動作	7
家族支援	61
課題分析	71
片まひ	16,20,41
片まひ患者の歩行訓練	40
価値転換説	23
活動制限	23

が
がん	15
感音性難聴	16
看護師	30
関節可動域訓練	41
関節拘縮	50
関節に伴いやすい合併症	41
観念運動失行	41
観念失行	41
カンファレンス	31
カンファレンスの過程	32

き
義肢装具士	31
器質性精神病	16
機能・形態障害	19
機能障害	23
急性期リハビリテーション	26,53
教育的リハビリテーション	1,11
狭心症	15
虚弱高齢者の一般的特徴	49
虚弱高齢者の定義	49
居宅介護支援	60
居宅生活を支援する専門職のかかわり	32
起立性低血圧	50
筋萎縮	50

く
空間失認	41
クモ膜下出血	40
グループホーム	58

け
ケアハウス	56
ケアプラン	30
ケアマネジャー	32,71
軽費老人ホーム	56
言語聴覚士	30,54

こ
公共職業安定所	11
高次脳機能障害	41
向精神薬	45
更生相談所	11
高齢障害者	16
呼吸器疾患等リハビリテーション料	28
国際障害者年	6
国際障害分類試案	19
国際生活機能分類	20
骨粗しょう症	50
コミュニケーション障害	19
誤用症候群	49

さ
在宅療養等支援用具	69
作業療法士	30,54
三角布	40
参加制約	23
三脚杖	41
残存能力	26

し
視覚障害	16,70
資格制度	32
四肢まひ	16
施設におけるリハビリテーション	52
肢体不自由	16,70
失行症	41,42
失語症	41
失書	41
失読	41
失認症	41,42
失明	16
児童指導員	31
自発性低下	51
社会的受容	23
社会的不利	19
社会的リハビリテーション	1,11
社会福祉士	12,31
社会福祉事務所	31
社会福祉主事	31
就職促進指導官	11
住宅改修	61,63,67
住宅改修費	68,69
周辺症状	45
手段的日常生活活動	7
準寝たきり	50
障害者基本法	6

障害者職業センター	11	先天性奇形	16	特殊学級	11
障害者自立支援法	60,67	前頭側頭葉認知症	44	特殊教育	11
障害者自立支援法に基づく日常生活用具給付事業	69	全般的認知症	44	特定福祉用具販売	67
障害者自立支援法による障害別支給対象となる補装具の種類	70	**そ**		特別養護老人ホーム	56
		躁うつ病	16	トランスファー	29
障害受容	23	総合リハビリテーション	1,11	**な**	
障害の概念	21	ソーシャルワーカー	12	内因性精神病	16
障害老人の日常生活自立度（寝たきり度）判定基準	50	**た**		内反尖足	41
		大腿骨頸部骨折	51	内部障害	16
症状精神病	16	ダウン症	16	難聴	16
小児まひ	15	**ち**		**に**	
情報・意思疎通支援用具	69	地域支援事業	60	二次的障害	26
静脈血栓症	50	地域の主なケアシステム	60	日常生活活動	5,35
ショートステイ	65	地域包括支援センター	32,60	日常生活関連活動	7,36
職業カウンセラー	11	地域リハビリテーション	61	入所ケア	74
職業的リハビリテーション	1,11	地域リハビリテーションにかかわる要素	64	認知症	15,16,43,63
職業リハビリテーション	5			認知症高齢者との接し方	46
褥瘡	50	チーム医療	31	認知リハビリテーション	42
職能判定員	11	知的障害	16	**ね**	
自立生活運動	3	着衣失行	42	寝たきり	49
自立生活支援用具	69	中核症状	45	**の**	
心筋梗塞	15	聴覚障害	16,70	脳炎	16
人生の質	36	重複障害	70	脳血管疾患等のリハビリテーション料	27
心大血管疾患等リハビリテーション料	28	沈下性肺炎	50	脳血管障害	40
身体障害者更生相談所	31	**つ**		脳血管性認知症	44,45
身体障害者福祉司	31	通所ケア	74	脳血栓	40
身体障害者福祉法	67	通所リハビリテーション	65	脳梗塞	40
心理的リハビリテーション	58	杖歩行の訓練	41	脳出血	40
心理判定員	11	**て**		脳腫瘍の合併症	16
す		デイケア	74	脳性まひ	15
睡眠薬	45	デイサービス	74	脳塞栓	40
せ		低出生体重児	15	脳卒中	15,16,20,40
生活指導員	31	伝音性難聴	16	脳変性疾患	16
生活習慣病	15,45	**と**		能力障害	19,20
生活の質	7	道具的日常生活活動	36	ノーマライゼーション	3
生活リハビリテーション	26	統合失調症	16	**は**	
精神障害	16	頭部外傷の後遺症	16	排泄管理支援用具	69
精神保健および精神障害者の福祉に関する法律	16	動脈硬化	45	廃用症候群	26,50
精神保健福祉士	12,31	トータル・リハビリテーション	11	廃用症候群と予防法	50

ハローワーク		11
半側空間失認		42
半側身体失認		41
反張膝		49

ひ

ピアカウンセリング		74
皮質下性認知症		44
皮質性認知症		44
左片まひ		41

ふ

フェニルケトン尿症		17
福祉用具		61,67
福祉用具貸与		67
福祉用具の研究，開発及び普及の促進に関する法律		67
福祉用具販売		68
物理療法		30

へ

ペースメーカー		16
変性性認知症		44
便秘		51

ほ

保育士		31
訪問介護		65
訪問学級		11
訪問看護		65,74
訪問看護師		31
訪問ケア		74
訪問リハビリテーション		65
ホームヘルパー		31
ホームヘルプ		74
保健師		31
歩行訓練		41
補装具交付制度		68
ポリオ		15

ま

まだら認知症		44

み

右片まひ		41
水俣病		15

も

モデリング		42
もの忘れ		44

ゆ

優位半球障害		40

よ

養護学校		11
予備力		51
四脚杖		41

り

理学療法士		30,54
リハビリテーション		2
リハビリテーション医学		11
リハビリテーション医療における専門職		29
リハビリテーション介護		72
リハビリテーション専門医		30
リハビリテーションに関する診療報酬		27
リハビリテーションの概念		2
リハビリテーションの語源		5
リハビリテーションの時期と主な施設		55
リハビリテーションの対象		15
リハビリテーションの範囲		11
リハビリテーションの目的		5
良性健忘		44
寮母		31
臨床心理士		31

れ

レスパイト		74
劣位半球障害		40

欧文

activities of daily living		5,35
activities parallel to daily living		7,36
ADL		5,34,35
ADL指導の過程		37
ADLの概念		36
ADLの評価		36
ADL評価表		37
APDL		7,34,36
CBR		61
clinical psychologist		31
community-based-rehabilitation		61
disability		19,20
handicap		19
IADL		7,34,36
ICF		20
ICFの概観		21
ICFの構成要素間の相互作用		18
ICFの目的		21
ICIDH		19
IL運動		3
impairment		19
independent living運動		3
instrumental activities of daily living		7
International Classification of Functioning, Disability and Health		20
International Classification of Impairments, disabilities, and handicaps		19
MD		30
medical doctor		30
medical social worker		31
MSW		31
normalization		3
nurse		30
occupational therapist		30
OT		30
physical therapist		30
PO		31
prosthetist and orthotist		31
PSW		31
psychological social worker		31
PT		30

QOL	7
QOLの考え方	38
quality of life	7
rehabilitation	2
speech therapist	30
ST	30

編集・執筆者一覧

〔＊は編者，（　）内は分担執筆の巻数-単元。配列は五十音順〕

氏名	所属	担当
相藤　絹代	熊本県身体障害者能力開発センター所長／熊本学園大学社会福祉学部講師	(3-5,12)
青木修一郎	京都保育福祉専門学院講師／青木小児科医院院長	(10-1,3)
浅山　清治	近畿社会福祉専門学校講師	(9-2,7)
阿部　芳江	山口大学医学部教授	(14-2)
荒川　輝男	そうそうの杜施設長	(14-13)
有馬　　洋	福岡医療短期大学助教授	(1-Ⅱ-4,7)
安藤　真美	山口県立大学生活科学部助教授	(8-19,20)
伊海　公子	大阪城南女子短期大学講師	(8-24,25)
池　　良弘	新潟福祉医療専門学校専任講師	(6-9,10)
池田　和彦	筑紫女学園大学文学部助教授	(1-Ⅱ-1)
石橋　敏郎*	熊本県立大学総合管理学部教授	(15巻編集)
伊東　安男	建昌福祉会理事長	(1-Ⅰ-4,7)
伊藤　秀樹	聖十字福祉専門学校専任講師	(2-11・5-19)
井畑怜生皆	日本メディカル福祉専門学校専任講師	(7-3)
井村　圭壮	岡山県立大学短期大学部教授	(1-Ⅰ-3,14)
入来　　典	久留米信愛女学院短期大学教授	(10-8)
岩佐　聡子	東京家政学院短期大学講師／明治学院大学社会学部講師	(1-Ⅳ-3,4)
上野　範子*	藍野大学医療保健学部教授	(13-8)
牛尾　禮子	吉備国際大学保健科学部教授	(3-11)
梅木真寿郎	同志社大学大学院文学研究科	(3-7)
江口　法子	P.C.おふぃす・えぐち主宰	(7-6)
大川　裕行*	星城大学リハビリテーション学部教授	(4-2,4,5)
大嶋美登子	別府大学文学部教授	(7-5)
緒方　　明	熊本大学大学院教育学研究科教授	(10-7)
岡田　和敏	西南女学院大学保健福祉学部教授	(3-9,15)
岡部由紀夫	西九州大学健康福祉学部専任講師	(2-5)
岡本　房子	龍谷大学社会学部講師／京都保育福祉専門学院講師	(12-8,9)
岡本　匡弘	京都保育福祉専門学院専任講師	(12-5,6,11)
小川　敬之	九州保健福祉大学保健科学部助教授	(4-9,10)
沖倉　智美	大正大学人間学部専任講師	(3-2,6,14)
小野富美子	大分介護福祉士専門学校教務主任	(13-1)
柿本　　誠*	日本福祉大学社会福祉学部教授	(15-15)
片岡　靖子	九州保健福祉大学社会福祉学部専任講師	(1-Ⅱ-2,6)
片山　由美	花園大学社会福祉学部講師	(7-4)
勝山　広子*	大阪国際大学講師／華頂短期大学講師	(14-3,4)
加藤　博史	龍谷大学短期大学部教授	(14-12)
川澄　　等	ベル総合福祉専門学校副校長	(1-Ⅰ-6,8)
河野　孝子	佐賀女子短期大学講師	(8-11)
瓦井　　昇	福井県立大学看護福祉学部	(5-18)
菊藤　　法	京都文教大学人間学部助教授	(8-13～16)
北川かほる	鳥取大学医学部助教授	(12-4)
北村　愛子	元星ヶ丘厚生年金保健看護専門学校副校長	(13-2)
木下　晴生*	木下晴生胃腸科診療所長	(10-2)
木下　泰子	藍野大学医療保健学部助教授	(1-Ⅰ-9,2-12)
木村　容子	関西学院大学大学院	(5-13,14,15)
久保　誠治	福岡YMCA国際ホテル・福祉専門学校副校長	(6-6,7)
倉田　康路*	西九州大学健康福祉学部教授	(2-1)
藏野ともみ	大妻女子大学人間関係学部専任講師	(14-11)
倉橋　　弘	近畿福祉大学社会福祉学部専任講師	(15-1,7,8,14)
黒岩　晴子	佛教大学社会学部助教授	(2-10)
黒木　邦弘	西日本短期大学専任講師	(6-4,5)
黒澤　貞夫	浦和大学学長／浦和大学短期大学部学長	(5-4,8,11)
小池　和幸	仙台大学体育学部専任講師	(6-11,12)
河内　昌彦	広島国際大学医療福祉学部教授	(2-17)
古賀恵里子	琵琶湖病院心理士	(11-6～8)
小嶋　章吾	国際医療福祉大学医療福祉学部助教授	(15-10,13)
小島　恵美	近畿福祉大学社会福祉学部助手	(6-1,付)
小西　博喜*	近畿福祉大学社会福祉学部助教授	(6-1,付)
小林　豊生	京都府立医科大学精神神経科／元臨床心理士	(11-2,9)
米浪　直子*	京都女子大学家政学部助教授	(8-17,18)
小山　敦代	青森県立保健大学健康科学部助教授	(13-9,15)
近藤　幸一	全国手話通訳問題研究会事務局長	(14-14)
近藤千香子	大阪医専専任講師	(1-Ⅲ-8)
佐伯　陽治	九州環境福祉医療専門学校専任講師	(15-12,16)
坂本　雅俊*	長崎国際大学人間社会学部助教授	(1-Ⅰ-1・1-Ⅴ-1・2-6・5-26)
坂本　裕子	龍谷大学短期大学部助教授	(9-4)
先野　祐史	広島福祉専門学校専任講師	(2-3)
笹野　友寿	川崎医療福祉大学医療福祉学部助教授	(11-2,9,15,16)
佐藤　　希	老人保健施設アメニティ西岡管理栄養士	(9-11)
佐藤　初美	華頂社会福祉専門学校専任講師	(13-12,14)
澤頭　福美	元北海道介護福祉学校副校長	(13-10)
志井田太一	北九州市立総合療育センター訓練科主査	(4-7,8)
重田美智子	前橋医療福祉専門学校介護福祉学科長	(13-5)
清水　圭子	しみず社会福祉士事務所社会福祉士	(2-13,14)
下薗　　誠*	日本メディカル福祉専門学校教務課長	(7-7,11,12)
白井　幸久	山野美容芸術短期大学助教授	(1-Ⅳ-6,7)
新野三四子	頌栄人間福祉専門学校教務主任	(5-2)
杉本幾久雄	元長浜赤十字病院副院長	(10-6)
杉本　敏夫	関西福祉科学大学社会福祉学部教授	(5-1,24)
硯川　眞旬*	元熊本大学大学院教育学研究科教授	(全巻編集)
硯川　初代	第一福祉大学人間社会学部助教授	(2-7・5-16)
硯川　裕子	第一経済大学経済学部専任講師	(6-14)

氏名	所属	担当
朴山貴要江	兵庫大学短期大学部助教授	(1-Ⅰ-12,13)
滝口　真*	西九州大学健康福祉学部助教授	(6-14)
武田　康晴	華頂短期大学専任講師	(14-7,8)
武部久美子	時計台病院栄養部科長	(9-14,15)
田代　勝良	西九州大学健康福祉学部助教授	(2-9)
多々納妙子	多々納社会福祉事務所長	(15-9)
辰巳佳寿恵	大阪体育大学健康福祉学部専任講師	(3-1,3,4)
田中　幸作	広島福祉専門学校専任講師	(15-2,3)
田中　直子	元東京福祉専門学校専任教員	(1-Ⅱ-3,5)
谷川　和昭	関西福祉大学社会福祉学部専任講師	(1-Ⅰ-5,10)
谷口　明広	愛知淑徳大学医療福祉学部教授	(3-8,13, 追記)
田原　育恵	特別養護老人ホーム榛原の里介護福祉士	(13-6)
田村智恵子	元華頂短期大学教授	(14-9,10)
千葉　和夫	日本社会事業大学社会福祉学部教授	(6-13)
辻　道夫*	大阪明浄大学観光学部教授	(6-2,3)
辻　元宏	滋賀県立衛生環境センター所長	(11-1)
津田　知宏	蘇生会総合病院会長　老人保健施設アールそせい施設長	(10-4,5)
土居　正志	高齢者総合福祉施設虹ヶ丘施設長	(5-20,22)
当目　雅代	大阪府立看護大学大学院	(13-3,4)
豊島　宇茂	福岡和白リハビリテーション学院教務部長	(4-12,13)
中井　久子	大阪薫英女子短期大学助教授	(2-2)
中井　譲	近畿社会福祉専門学校学校長	(1-Ⅴ-7,8)
中川　義基	広島福祉専門学校学園長　社会福祉法人メインストリーム理事長	(10-10〜18)
中川　るみ	みどりの森社会福祉士ファーム代表	(1-Ⅰ-9)
中島　裕	関西福祉科学大学社会福祉学部専任講師	(5-6,7)
中西　幸恵	龍谷大学講師	(5-17,27,29)
中村　明美	武庫川女子大学文学部専任講師	(1-Ⅰ-11,15・1-Ⅴ-2,6)
鍋島恵美子	佐賀短期大学助教授	(2-15)
新川　泰弘	三重中京大学短期大学部専任講師	(15-4,5,6)
西内　香織	近畿福祉大学社会福祉学部専任講師	(5-5,12,25)
西岡美作子	高知大学医学部講師	(13-11,13)
西川実佐子	滋賀文化短期大学講師	(8-8〜10,12)
西田　一*	元華頂短期大学講師	(14-5,6)
任　和子	京都大学医学部附属病院副看護部長	(12-13,14)
能田　茂代	四天王寺国際仏教大学短期大学部助教授	(12-10)
橋元　隆*	九州栄養福祉大学リハビリテーション学部副学長・教授	(4-1,6)
橋本　通子	近畿社会福祉専門学校講師	(9-8,9)
服部　麗子	京都保育福祉専門学院講師	(8-1,4〜7)
早川　滋人	滋賀女子短期大学専任講師	(11-3〜5)
久岡志津子	洛和会ヘルスケアシステム	(13-7)
姫野　建二	九州看護福祉大学看護福祉学部講師	(1-Ⅱ-2,6・1-Ⅲ-3,7, 8・1-Ⅳ-5・1-追録)
福田　幸夫	聖徳大学短期大学部専任講師	(2-8)
福田　洋子	大阪国際大学短期大学部教授	(8-2)
福富　昌城*	花園大学社会福祉学部教授	(5-21・12-1,2,15)
藤井千枝子	慶應義塾大学看護医療学部助教授	(1-Ⅴ-4,5)
藤井　資子	近畿福祉大学社会福祉学部専任講師	(6-1,付)
藤上さや子	きくが丘保育園	(7-3)
船水　浩行	東海大学健康科学部助教授	(15-11)
古川　隆司	皇學館大学社会福祉学部専任講師	(14-1)
古川　隆幸	西九州大学福祉医療専門学校専任講師	(2-5)
本多　洋実	日本体育大学体育学部専任講師	(5-9)
前田佳予子*	甲子園大学栄養学部専任講師	(9-10)
前田　圭禧*	鈴鹿医療科学大学保健衛生学部教授	(9-1)
眞砂　照美	広島国際大学医療福祉学部専任講師	(5-10)
真砂　良則	北陸学院短期大学助教授	(12-16,17)
政時　義明	麻生医療福祉専門学校北九州校教務部長	(2-16)
松井　圭三	中国学園大学子ども学部助教授	(1-Ⅰ-2,4,7・5-28・7-13)
松田美智子	皇學館大学社会福祉学部助教授	(12-7)
松原緋紗子	関西医療専門学校講師	(9-5,6)
松宮　透高	岩国YMCA国際医療福祉専門学校専任講師	(5-3)
松村　一矢	堺市こころの健康センター所長	(7-14,15)
松本　寛史	松本クリニック院長	(7-10)
真鍋　顕久	名古屋女子大学家政学部教授	(1-Ⅲ-1,2,5)
三上　直樹	社会福祉法人慶会常務理事	(12-3,12)
三品　桂子	花園大学社会福祉学部専任講師	(11-10,11)
溝口　勝彦	西九州大学リハビリテーション学部教授	(4-3,11)
溝田　順子	宇部短期大学助教授	(2-4)
三宅　仁美*	龍谷大学講師	(12巻編集)
宮田　康三*	四国学院大学大学院社会福祉学研究科教授	(7-8)
宮田　徹	富山短期大学助教授	(1-Ⅳ-5)
宮田　晴美	瀬戸内短期大学教授	(7-9)
武藤　直義	第一福祉大学人間社会福祉学部教授	(7-1,2)
村上　元庸	同志社女子大学現代社会学部教授	(10-6,9)
森　悦子	第一福祉大学人間社会福祉学部教授	(8-21〜23)
安場　敬祐	大阪体育大学健康福祉学部助教授	(1-Ⅲ-3,7)
矢野　知彦	浦和大学総合福祉学部専任講師	(1-Ⅳ-1,2)
山口　誠子	京都保育福祉専門学院講師	(9-3)
山田　克子	大阪国際大学短期大学部助教授	(8-3)
山西　辰雄	近畿福祉大学社会福祉学部専任講師	(3-10)
山根　寛	京都大学医療技術短期大学部教授	(11-12〜14)
山本　智子	川崎医療福祉大学医療福祉マネジメント学部助教授	(1-Ⅴ-3)
山本美智子	札幌医療福祉専門学校講師	(9-12,13)
吉田　隆幸	元介護老人保健施設やすらぎデイケアセンター長	(4-14,15)
和久田佳代	聖隷クリストファー大学社会福祉学部専任講師	(6-8)
和田　要	熊本学園大学社会福祉学部教授	(1-Ⅲ-4,6)
綿　祐二	文京学院大学人間学部教授	(6-15)
渡辺美樹子	東北文化学園専門学校専任教員	(5-23,30)

|4| 学びやすいリハビリテーション論

1999年3月30日	第1版第1刷発行
2005年4月10日	第1版第4刷発行
2007年4月10日	第2版第1刷発行
2013年3月30日	第2版第3刷発行

編集代表　硯　川　眞　旬
SUZURIKAWA, Shinshun

発 行 者　市　井　輝　和
印刷・製本　㈱冨山房インターナショナル

──発行所──

株式会社　金 芳 堂

京都市左京区鹿ヶ谷西寺ノ前町34　〒606-8425
振替 01030-1-15605　電話 (075) 751-1111（代）
http://www.kinpodo-pub.co.jp/

© 硯川眞旬, 2007

落丁・乱丁本は小社へお送り下さい．お取替え致します．
printed in Japan

ISBN978-4-7653-1293-6

・**JCOPY** <(社)出版者著作権管理機構 委託出版物>
本書の無断複写は著作権法上での例外を除き禁じられています．複写される場合は，その都度事前に，(社)出版者著作権管理機構（電話 03-3513-6969，FAX 03-3513-6979，e-mail: info@jcopy.or.jp）の許諾を得てください．

●本書のコピー，スキャン，デジタル化等の無断複製は著作権法上での例外を除き禁じられています．本書を代行業者等の第三者に依頼してスキャンやデジタル化することは，たとえ個人や家庭内の利用でも著作権法違反です．

シリーズ一覧
（編集代表　硯川眞旬）

各巻B5変型判

#	タイトル	頁・価格	ISBN
1	学びやすい **社会福祉概論** [第3版]（含 地域・在宅・施設・医療福祉）	242頁　定価2,310円（本体2,200円+税5%）	ISBN4-7653-1234-8
2	学びやすい **老人福祉論** [第2版]	119頁　定価1,785円（本体1,700円+税5%）	ISBN4-7653-1011-6
3	学びやすい **障害者福祉論** [第2版]	110頁　定価1,680円（本体1,600円+税5%）	ISBN4-7653-1181-3
4	学びやすい **リハビリテーション論** [第2版]	81頁　定価1,575円（本体1,500円+税5%）	ISBN978-4-7653-1293-6
5	学びやすい **社会福祉援助技術**	125頁　定価1,680円（本体1,600円+税5%）	ISBN978-4-7653-0925-7
6	学びやすい **レクリエーション援助** [第3版]	142頁　定価2,100円（本体2,000円+税5%）	ISBN4-7653-1072-8
7	学びやすい **老人・障害者の心理** [第2版]	108頁　定価1,890円（本体1,800円+税5%）	ISBN4-7653-1273-9
8	学びやすい **家政学概論** [第3版]（含 栄養・調理）	184頁　定価2,205円（本体2,100円+税5%）	ISBN4-7653-1182-1
9	学びやすい **栄養・調理**	絶版	
10	学びやすい **医学一般** [第2版]	150頁　定価1,890円（本体1,800円+税5%）	ISBN4-7653-1093-0
11	学びやすい **精神保健** [第2版]	89頁　定価1,470円（本体1,400円+税5%）	ISBN4-7653-1070-1
12	学びやすい **介護概論** [第3版]	141頁　定価2,100円（本体2,000円+税5%）	ISBN4-7653-1274-7
13	学びやすい **介護技術**	150頁　定価1,785円（本体1,700円+税5%）	ISBN4-7653-0933-9
14	学びやすい **形態別介護技術** [第2版]	154頁　定価1,890円（本体1,800円+税5%）	ISBN4-7653-1134-1
15	学びやすい **社会福祉法制度** [第3版]	108頁　定価1,890円（本体1,800円+税5%）	ISBN4-7653-1233-X

金芳堂 刊

学習,実務,各種国家試験に!!

国民福祉辞典
[第2版]

監修＝硯川眞旬

収録見出し語数　約3200語
編集委員40名,執筆者206名

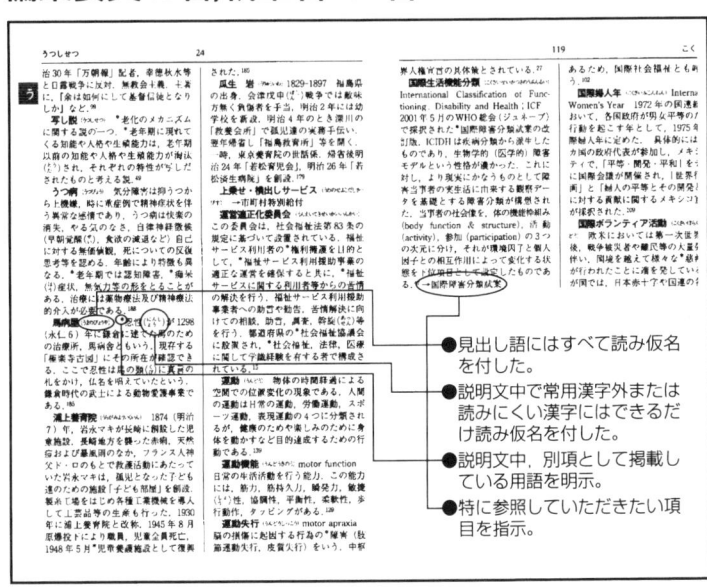

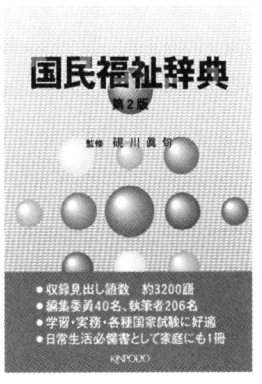

- 見出し語にはすべて読み仮名を付した。
- 説明文中で常用漢字外または読みにくい漢字にはできるだけ読み仮名を付した。
- 説明文中,別項として掲載している用語を明示。
- 特に参照していただきたい項目を指示。

B6判・482頁
定価　2,310円
（本体2,200円＋税5%）
ISBN 4-7653-1275-5

主な特色

- 基礎的知識から専門知識までわかりやすく解説。
- 見出し語にはすべて読み仮名を付し,説明文中も常用漢字外はできるだけ読み仮名を付した。
- 説明文中,別項として掲載している用語を明示し,さらに参照項目も適宜指示。これにより知識の広がりが得られ,総合的な理解に役立つ。
- 巻末に外国語―本編見出し語対照索引を完備。

金芳堂 刊

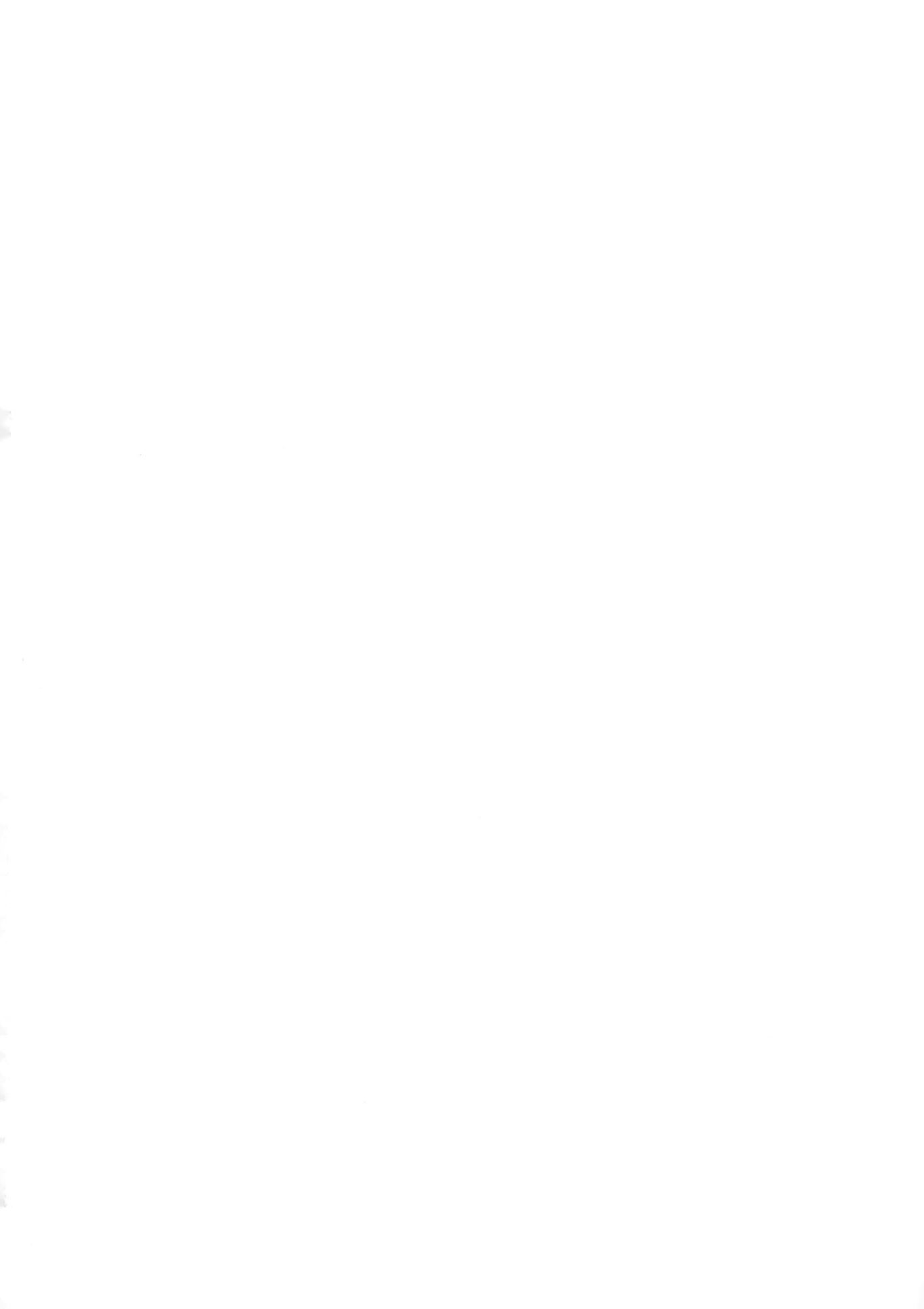